Bharat Chauhan
Sachin Gupta
Shikha Jaiswal

# Caraterísticas de conceção dos instrumentos rotativos de NiTi

Bharat Chauhan
Sachin Gupta
Shikha Jaiswal

# Caraterísticas de conceção dos instrumentos rotativos de NiTi

ScienciaScripts

**Imprint**
Any brand names and product names mentioned in this book are subject to trademark, brand or patent protection and are trademarks or registered trademarks of their respective holders. The use of brand names, product names, common names, trade names, product descriptions etc. even without a particular marking in this work is in no way to be construed to mean that such names may be regarded as unrestricted in respect of trademark and brand protection legislation and could thus be used by anyone.

Cover image: www.ingimage.com

This book is a translation from the original published under ISBN 978-3-659-87651-6.

Publisher:
Sciencia Scripts
is a trademark of
Dodo Books Indian Ocean Ltd. and OmniScriptum S.R.L publishing group

120 High Road, East Finchley, London, N2 9ED, United Kingdom
Str. Armeneasca 28/1, office 1, Chisinau MD-2012, Republic of Moldova, Europe
Managing Directors: Ieva Konstantinova, Victoria Ursu
info@omniscriptum.com

Printed at: see last page
**ISBN: 978-620-8-62231-2**

Índice:

# INTRODUÇÃO

O objetivo da terapia de canais radiculares é salvar dentes com polpas comprometidas através da prevenção da colonização bacteriana ou da desinfeção de sistemas de canais radiculares previamente infectados. Isto é conseguido através de uma combinação de desbridamento mecânico com instrumentos e desinfeção com soluções irrigantes, referido como desbridamento químico-mecânico, antes da obturação com um material inerte[1,2].

A limpeza e a modelação do canal radicular constituem a fase mais importante do tratamento endodôntico. O objetivo da instrumentação é remover o máximo possível da massa bacteriana infetada e do seu fornecimento nutricional do interior do sistema de canais radiculares. O objetivo é remover a parte interna infetada das paredes do canal radicular, onde os túbulos dentinários foram penetrados por bactérias, e permitir o acesso de produtos químicos às partes mais profundas do sistema de canais[3]. Também serve para produzir uma forma que seja propícia para receber uma obturação que selará efetivamente o canal radicular preparado e limpo. Uma preparação ideal do canal radicular foi descrita em 1974 por Schilder[4]. Para atingir os seus objectivos mecânicos, foram introduzidos vários instrumentos e técnicas. Estes instrumentos foram amplamente classificados em dois grupos que são operados manual ou mecanicamente.

Foram desenvolvidas várias técnicas e instrumentos para a limpeza e modelação do canal radicular. Os primeiros instrumentos eram esmerilados em forma de farpa a partir de arame circular e eram utilizados para remover restos de polpa vital ou não vital. Os instrumentos desenvolvidos a seguir foram as limas e os alargadores, e ainda são utilizados para cortar e maquinar a dentina nas paredes do canal, removendo simultaneamente a polpa e a dentina infectadas. Os alargadores e as limas são geralmente feitos de arame redondo que foi moído numa secção cónica quadrada ou triangular e torcido para formar o alargador ou a lima. Uma área que tem sido explorada mais recentemente é o metal utilizado no fabrico das próprias limas. O aço inoxidável é o principal metal utilizado para instrumentos manuais na terapia de canais radiculares. A sua vantagem em relação ao aço carbono é o facto de não ser propenso à corrosão causada pelos produtos químicos utilizados nos canais radiculares ou pela esterilização a vapor[5].

Uma das mudanças mais significativas na prática da endodontia ocorreu com a evolução do nitinol. A liga de níquel-titânio foi inicialmente desenvolvida para uso no programa espacial na década de 1960 e foi chamada de nitinol (Thompson 2000). As suas principais caraterísticas eram a memória de forma e a super elasticidade. Isto resulta numa lima que não se distorce permanentemente se não for sujeita a esforços para além da sua tolerância, tem uma boa resistência e um módulo de elasticidade mais baixo, o que resulta em flexibilidade. A lima volta à sua forma original quando a tensão é removida, permitindo assim o tratamento de canais curvos que podem distorcer ou partir um instrumento tradicional de aço inoxidável. O níquel-titânio tem uma deformação recuperável de até 8% contra 1% para o aço inoxidável (Thompson 2000). As limas de níquel-titânio são fabricadas por maquinação em vez de torcerem a peça metálica, como é habitual na maioria das limas de aço inoxidável.

As propriedades únicas da liga de NiTi levaram ao desenvolvimento de numerosos tipos de instrumentos endodônticos com várias caraterísticas de design - ponta, cone, flauta, lâmina (gume de corte), terra, passo, ângulo de inclinação, ângulo de hélice[6]. Os fabricantes continuam a modificar os instrumentos numa tentativa de aumentar os seus benefícios e diminuir as suas limitações, introduzindo várias modificações nas caraterísticas do desenho, como a alteração da conicidade, das pontas cortantes e não cortantes, a alteração dos terrenos, a melhoria da metalurgia e a redução do número de limas[7]. Estas modificações e evolução nos sistemas de limas ajudam os clínicos a melhorar a qualidade do tratamento, tornando-o mais simples, mais rápido, mais seguro e mais fácil.

# Capítulo 1

## REVISÃO DA LITERATURA

**Buchanan LS (2000)**[8] teve como objetivo introduzir o conceito de instrumentos de conicidade variável para uma preparação previsível e ergonómica do canal radicular, e demonstrar as caraterísticas de design das limas Greater Taper. Concluiu-se que o conceito de conicidade variável oferece o potencial para obter formas óptimas de canais radiculares de forma rápida e segura.

**Cecchin D (2001)9** avaliou a eficiência de corte dos instrumentos rotativos de níquel-titânio (NiTi) K3, NiTi Tee, Profile e Quantec com tamanho de cone 04/25, medida pela perda de massa de cada bloco de resina acrílica após a instrumentação de um canal simulado utilizando a técnica Crown-down e concluiu que os instrumentos K3, NiTi Tee e Profile apresentaram uma maior eficiência de corte do que os instrumentos Quantec.

**Ruddle CJ (2002)**[10] analisou o sistema e a técnica ProTaper e centrou-se nas várias considerações que influenciam a previsibilidade e o sucesso do acabamento do terço apical e concluiu que vários factores, como o desenho do instrumento, a força/pressão vertical, a velocidade de penetração, o binário, as RPM, o percurso de deslizamento suave, a lubrificação, a utilização múltipla ou única, influenciam o sucesso do acabamento do terço apical de um canal radicular.

**Diemer F (2004)**[11] avaliou o efeito do comprimento do passo utilizando dois instrumentos com a mesma secção transversal (tripla hélice; conicidade de 0,6%). Um tinha um passo curto (0,5 mm na ponta para 0,9 mm a 16 mm na extremidade da peça de trabalho). O outro tinha um passo longo (1,18 mm/2 mm). Um dinamómetro registou a tensão de tração (MHz) e a tendência para aparafusar durante as preparações simuladas do canal. Concluiu-se que o aumento do passo diminuía a partilha da carga de torção e a tendência para aparafusar. Quanto maior for o passo, mais eficaz é o instrumento

**Foschi F (2004)**[12] comparou, através de microscopia eletrónica de varrimento (SEM), as paredes dos canais radiculares após a instrumentação in vitro com dois instrumentos rotativos de NiTi diferentes, o Mtwo e o ProTaper. A parede do canal de cada amostra foi avaliada e comparada utilizando uma escala predefinida de quatro parâmetros, nomeadamente, smear layer, detritos pulpares, detritos inorgânicos de dentina e perfil de superfície. Concluiu-se que ambos os instrumentos produziram superfícies de dentina limpas e sem detritos nos terços coronal e médio, mas foram incapazes de produzir superfícies de dentina sem smear layer e detritos no terço apical. A presença de sulcos profundos e depressão nas paredes da dentina no terço apical pode bem explicar a presença de áreas menos instrumentadas.

**Veltri M (2005)13** comparou os instrumentos Endoflare-Hero Shaper e Mtwo NiTi na preparação de canais radiculares curvos com curvaturas de 24 a 69 graus. A dentina removida em cinco posições ao longo dos canais, a simetria da modelação do canal e a presença de aberrações foram analisadas através de medições assistidas por computador. Concluiu-se que o Endoflare-Hero Shaper e o Mtwo foram eficazes na modelação de canais curvos. Ambos respeitaram a anatomia original do canal, sem aberrações ou falhas. O tempo de trabalho foi semelhante nos dois grupos

**Buchanan S (2005)**[14] descreveu em pormenor as caraterísticas de design do Sistema de Instrumentos GT e descreve a técnica para a sua utilização segura e eficaz, aborda a seleção adequada da lima para formas específicas de anatomia e sugere elementos-chave que são importantes a considerar ao selecionar um sistema de tratamento endodôntico. Concluiu-se que o melhor interesse do paciente deve ser considerado, pelo que a segurança é o objetivo principal. Depois disso, a consistência dos resultados de moldagem e a facilidade de utilização têm precedência. Por fim, a competência, a experiência e a atenção aos pormenores do médico são muito mais importantes do que as ferramentas ou técnicas específicas que são utilizadas.

**Lost C (2006)**[15] discutiu as diretrizes de qualidade para o tratamento endodôntico que abordam dois elementos essenciais: (i) adequação da modalidade de tratamento e (ii) qualidade ou nível do tratamento efectuado. Em resposta a uma necessidade pública e profissional de receber cuidados de natureza especializada, como o tratamento endodôntico, os pacientes necessitam e merecem um tratamento que satisfaça os padrões de cuidados geralmente prestados por profissionais competentes. Assim, foram formuladas diretrizes de tratamento que pretendem representar o atual sistema de boas práticas. A utilização de instrumentos de NiTi facilita a preparação, especialmente de canais radiculares curvos.

**Shivanna V (2006)**[16] avaliou a formação da smear layer após a utilização de três instrumentos rotativos de níquel-titânio diferentes - Endowave, K3 e Protaper - utilizando o Microscópio Eletrónico de Varrimento. Foi demonstrado que o Endowave, o Protaper e o K3 resultaram numa camada de smear layer significativamente maior no 1/3 apical do canal, em comparação com o 1/3 coronal e médio. A limpeza foi significativamente mais eficaz no 1/3 coronal e médio dos canais.

**Hei Oh S (2006)**[17] Os objectivos deste estudo foram comparar a largura do terminal apical de um canal radicular curvo simulado preparado com três sistemas de limas de NiTi utilizados por estudantes universitários para avaliar os efeitos do ângulo da flauta e do passo ou da terra radial na redução do efeito de aparafusamento e para determinar o sistema de limas de NiTi mais seguro para operadores inexperientes. Nas condições deste estudo, o sistema de lima ativo (Hero Shaper, K3) com passo e ângulo helicoidal variáveis teve mais efeito de aparafusamento do que o sistema de lima passivo (ProFile) com passo e ângulo helicoidal constantes. Parece que as terras radiais desempenham um papel mais importante na redução do efeito de aparafusamento.

**Lask JT (2006)**[18] examinou a variabilidade do diâmetro da ponta (D0) e as medições da conicidade entre quatro marcas diferentes de limas rotativas de níquel-titânio (NiTi) #30, 0,04 (Profile GT, Endo Sequence, K3, Profile,) indicando que limas tendiam a ser maiores do que o diâmetro nominal. Os resultados do estudo atual dos instrumentos NiTi com conicidade #30, 0,04 indicaram que as limas investigadas apresentavam diferenças presumivelmente insignificantes do ponto de vista clínico em relação ao diâmetro nominal e à conicidade.

**Yang GB (2006)**[19] comparou a capacidade de moldagem de instrumentos de eixo de conicidade progressiva versus constante em canais radiculares curvos de dentes humanos extraídos Todos os canais radiculares foram preparados com instrumentos ProTaper (conicidade progressiva) ou Hero Shaper (conicidade constante). Foram obtidas radiografias pré e pós-instrumentação e imagens de secções transversais, que foram avaliadas quanto à segurança de trabalho e à capacidade de moldagem. Concluiu-se que ambos os sistemas de instrumentos eram seguros de utilizar e mantinham bem o comprimento de trabalho. Os canais preparados com o Hero Shaper tinham menos transporte e estavam melhor centrados na região apical, possivelmente porque o seu cone mais pequeno reduziu a rigidez do instrumento.

**Vaudt J (2007)**[20] analisou a literatura sobre a avaliação *in vitro* de instrumentos rotativos para canais radiculares e centrou-se na capacidade de moldagem e limpeza, segurança e tempo de trabalho. A utilização de instrumentos de NiTi produziu uma limpeza suficiente com uma preservação aceitável da anatomia do canal radicular. Tanto a capacidade de centralização como a diminuição do alisamento dos canais radiculares são superiores com os instrumentos de NiTi, em comparação com a técnica manual que utiliza instrumentos de aço inoxidável. Concluiu-se que o manuseamento adequado dos sistemas NiTi acionados por motor, em combinação com irrigação suficiente (antimicrobiana), facilita o sucesso do tratamento endodôntico.

**Zand V (2007)**[21] comparou a eficácia de limpeza dos instrumentos NiTi flex K-file e dos instrumentos rotativos FlexMaster e Race na preparação do canal radicular utilizando a técnica crown down, até ao tamanho #40, lavados com 5 ml de solução de NaOCl a 0,5% após cada instrumento. Concluiu-se que a instrumentação rotativa utilizando FlexMaster e Race pode ser melhor para a preparação do canal do que o instrumento manual Ni-Ti flex K-file, uma vez que os instrumentos FlexMaster e Race deixaram significativamente menos camada de smear layer no terço apical do canal radicular

**Rahimi S (2008)**[22] comparou a eficácia de limpeza das limas manuais K-Flexofiles e dos instrumentos rotativos RaCe e K3 na preparação dos canais radiculares. A quantidade de detritos e de smear layer foi quantificada com base no método de Hulsmann, utilizando um microscópio eletrónico de varrimento. Concluiu-se que as limas K-Flexofiles resultaram em menos detritos remanescentes no sistema de canais radiculares em comparação com os instrumentos K3 e RaCe. Não se registaram diferenças significativas entre os três grupos no que diz respeito à remoção da smear layer nas três porções do sistema de canais.

**Elayouti A (2008)**[23] comparou a qualidade da preparação de dois sistemas rotativos e limas manuais de NiTi em canais radiculares ovais, e avaliou o efeito das dimensões do canal na preparação para verificar a eficácia dos instrumentos rotativos com maior conicidade na preparação de canais radiculares ovais. Nenhuma técnica de instrumentação foi capaz de preparar circunferencialmente o contorno oval dos canais radiculares. No entanto, os instrumentos com maior conicidade (ProTaper e Mtwo) foram mais eficientes do que as limas manuais de NiTi, mas isso foi, em alguns casos, à custa da espessura restante da parede de dentina.

**Maghraby D (2009)**[24] investigou a deformação e a fratura após cada utilização em condições clínicas simuladas utilizando o sistema rotativo RACE e o sistema rotativo HERO Shaper e verificou a existência de limas utilizando uma lupa e um microscópio operatório dentário (MO). Concluiu-se que não houve instrumentos fracturados nos dois sistemas utilizados e que a maioria das deformações das limas ocorreu após a 5.ª utilização.

**Torres DU (2009)**[25] avaliou a eficácia de uma trajetória de deslizamento manual na preparação de canais radiculares curvos na redução de erros de procedimento e do tempo necessário para terminar a preparação do canal radicular com o sistema rotativo Mtwo. Instrumentos rotatórios de níquel titânio. Concluiu-se que a utilização de um trajeto de deslizamento manual antes do sistema rotativo Mtwo não influenciou o transporte apical em canais radiculares curvos.

**Kim HC (2010)**[26] comparou as condições de tensão durante a instrumentação rotativa numa raiz curva para três designs de limas NiTi para examinar a potencial relação entre o design dos instrumentos rotativos de níquel-titânio e a fratura vertical da raiz. Os desenhos de limas mais rígidos geraram concentrações de tensão mais elevadas na dentina apical da raiz durante a moldagem do canal curvo, o que aumenta o risco de defeitos dentinários que podem levar à fissuração apical da raiz. Assim, os níveis de tensão durante a moldagem e a suscetibilidade à fratura após a moldagem variam com o desenho do instrumento.

**Peters OA (2010)**[27] analisou os desenvolvimentos actuais na tecnologia de instrumentos rotativos para canais radiculares e a sua utilização clínica e sugeriu que a utilização de instrumentos rotativos de Ni-Ti conduz a uma redução da incidência de erros grosseiros de preparação e, possivelmente, a melhores resultados clínicos, em particular para os clínicos com menos experiência. No entanto, para os clínicos menos experientes, é necessário enfatizar o manuseamento clínico adequado

**Bhatti N (2010)**[28] determinou a capacidade de moldagem e a eficiência de limpeza das limas manuais K-flexofiles, ProTaper, LightSpeed e Mtwo durante a preparação de canais radiculares curvos em dentes humanos extraídos. Utilizando radiografias pré e pós-instrumentação, o endireitamento da curvatura do canal foi determinado com as ferramentas do software Corel Draw 9.0. A quantidade de detritos e a smear layer foram quantificadas em três áreas diferentes (terços coronal, médio e apical) do canal radicular utilizando SEM. Concluiu-se que o ProTaper e o Mtwo resultaram numa boa limpeza, e o LightSpeed manteve a curvatura original do canal melhor do que o ProTaper, Mtwo, ou Hand K- fi les.

**Kim HC (2010)**[29] comparou a resistência à fadiga dos instrumentos rotativos tradicionais de níquel-titânio retificados RaCe (FKG Dentaire), Helix (DiaDent) e ProTaper F1 (Dentsply Maillefer) com o TF (SybronEndo), A lima torcida examinou as caraterísticas de fratura do fragmento fatigado com um microscópio eletrónico de varrimento para as caraterísticas da superfície antes de ser submetido a um teste de fadiga cíclico (flexão rotativa) e concluiu-se que, embora todos os espécimes mostrassem um aspeto fractográfico semelhante, o que indicava um mecanismo de fratura semelhante, os instrumentos com ranhuras de maquinação abundantes pareciam ter um risco de fadiga mais elevado.

**Larsen MC (2010)**[30] determinou se os novos instrumentos de NiTi Twisted File e ProFile GT Series X eram mais resistentes à fadiga cíclica em comparação com os instrumentos rotativos de NiTi tradicionalmente retificados, como o EndoSequence e o ProFile, testados num canal simulado com um ângulo de curvatura de 60_ e um raio de 3 mm. O número de rotações até à fratura foi registado para cada instrumento. Concluiu-se que o TF era significativamente mais resistente à fadiga cíclica do que o ES, mas não era diferente do PF com o mesmo tamanho de ponta. Os novos processos de fabrico parecem oferecer maior resistência à fadiga cíclica num modelo de canal simulado.

**Hartmann MSM (2011)**[31] comparou o transporte apical do canal em canais mesiovestibulares de molares superiores preparados com diferentes técnicas: instrumentação manual com K-Flexofiles, K-Flexofiles activadas por um sistema oscilatório e sistema rotativo ProTaper NiTi. As imagens de TC pré e pós-instrumentação foram obtidas 3 mm antes do forame apical e foram sobrepostas para comparar o transporte do canal e concluiu-se que todas as técnicas produziram transporte do canal; e a técnica oscilatória produziu a maior remoção de dentina radicular em direção ao interior da curvatura da raiz.

**Sanghvi Z (2011)**[32] analisou as caraterísticas de conceção de diferentes instrumentos rotativos utilizados na preparação do espaço pulpar e a forma como as caraterísticas individuais de conceção afectam o desempenho dos instrumentos rotativos de NiTi. As caraterísticas mecânicas importantes incluem a variabilidade do cone, o ângulo de inclinação, a geometria da secção transversal, a configuração da ponta, o desenho das lâminas, o ângulo helicoidal e o passo. Estas caraterísticas de design influenciam a flexibilidade, a eficiência de corte e a segurança. Concluiu-se que a escolha de um sistema rotativo específico para utilização diária requer a consideração da avaliação combinada de todos os parâmetros, como a condição de trabalho, a posição do dente na arcada, o número de raízes e canais radiculares, o tamanho do espaço pulpar, o grau e o nível de curvatura do canal radicular.

**Vieira VTL (2011)**[33] avaliou a morfologia da superfície dos instrumentos endodônticos Twisted File® por meio de estereomicroscopia e microscopia eletrônica de varredura (MEV). Foram realizados testes mecânicos de flexibilidade e microdureza. As análises mostraram que o fabricante cumpriu com os valores recomendados pela norma ANSI/ADA número 28. Os resultados do MEV mostraram muitos defeitos superficiais e uma distorção da hélice do instrumento. Foi observado que a flexibilidade do instrumento muda com a sua conicidade. As forças para

induzir a transformação de fase por tensão em instrumentos com cone 0,04; 0,06 e 0,08 mm/mm foram 100 gf, 150 gf e 250 gf,

respetivamente. Os valores de microdureza Vickers dos instrumentos são compatíveis com os instrumentos rotativos fabricados pelo processo de maquinagem.

**Moraes HS (2011)**[34] analisou a capacidade de corte de três sistemas rotatórios de NiTi ProTaper, Mtwo e K3 através da pesagem de dentes molares superiores em uma balança analítica antes e após o preparo rotatório e concluiu que o Protaper apresentou a maior capacidade de corte entre os três sistemas rotatórios de níquel-

titânio testados, seguido pelo Mtwo e K3.
**Adiguzel O (2011)**[35] fez uma revisão para descrever o design do instrumento, os parâmetros de utilização e as caraterísticas da lima auto-ajustável (SAF) recentemente desenvolvida, concebida para colmatar as deficiências das limas rotativas tradicionais, e concluiu que a SAF representa uma nova abordagem no design e funcionamento da lima rotativa endodôntica com as seguintes caraterísticas Adapta-se tridimensionalmente à forma do canal radicular, o endireitamento do canal e o transporte de canais curvos são largamente negados devido à falta de um núcleo metálico rígido, é utilizada uma lima durante o procedimento, o seu design oco e flexível permite a irrigação contínua com refrescamento constante do irrigante durante todo o procedimento.
**Sadeghi S (2011)**[36] comparou a capacidade de moldagem dos sistemas rotativos Mtwo e FlexMaster de NiTi com a lima manual K-Flexofile de aço inoxidável em canais radiculares curvos simulados, mediu o material removido em 5 pontos de medição, começando a 1 mm do ápice, utilizando imagens pré e pós-instrumentação, e determinou o endireitamento da curvatura do canal com um programa de análise de imagens de computador. Concluiu-se que nos pontos apicais da curvatura (1, 3 mm), não houve diferença significativa entre os três sistemas. No ponto a 5 mm do ápice, o K-Flexofile permaneceu melhor centrado, enquanto nos pontos coronais (7, 9 mm) os sistemas rotatórios NiTi obtiveram melhor geometria do canal.
**Dietrich MA (2012)**[37] comparou a eficácia da remoção de detritos entre os sistemas de limas Self-Adjusting File (SAF), WaveOne e K3 nas raízes mesiais de molares inferiores. Além disso, a SAF foi testada como um potencial adjuvante após a instrumentação com outros sistemas. Concluiu-se que não houve diferença na limpeza do canal entre os 3 sistemas de limas; no entanto, as limas SAF e K3 tiveram um desempenho significativamente melhor do que a WaveOne no que diz respeito à limpeza do istmo. Quando utilizada como dispositivo adjuvante de irrigação final após a instrumentação, a SAF proporcionou uma melhoria significativa apenas num subconjunto do grupo K3.
**Torres DU (2012)**[38] comparou o endireitamento da curvatura do canal radicular, o transporte apical, a perda do comprimento de trabalho e o tempo de trabalho em sessenta canais radiculares vestibulares com ângulos de curvatura entre 30 e 99°, instrumentados com instrumentos rotativos Mtwo e Twisted File, utilizando uma série de radiografias pré e pós-operatórias, e concluiu que o M2 e o TF são ambos capazes de preparar rapidamente canais radiculares com curvatura moderada e severa, com transporte apical mínimo e perda do comprimento de trabalho
**Yoldas O (2012)**[39] comparou a formação de microfissuras dentinárias durante a utilização de limas manuais (HFs), 4 marcas de limas rotativas de níquel-titânio (NiTi), HERO Shaper (Micro-Mega), Revo-S (RS, Micro-Mega), Twisted File (TF; SybronEndo, Orange, CA), ProTaper, Dentsply Maillefer e a lima auto-ajustável foram utilizadas para preparar canais. As raízes foram então seccionadas a 3, 6 e 9 mm do ápice, e a superfície de corte foi observada ao microscópio e verificada a presença de microfissuras dentinárias. Concluiu-se que todas as limas rotativas criaram microfissuras na dentina da raiz, enquanto a lima SAF e a instrumentação manual apresentaram resultados satisfatórios sem microfissuras dentinárias.
**Medha A (2013)**[40] avaliou a distribuição de forças no instrumento na 3ª parte apical do canal curvo com três sistemas rotativos de níquel-titânio ProTaper Universal, RevoS e Hyflex, que foram digitalizados com o scanner computorizado assistido por laser para produzir um modelo tridimensional em tamanho real para cada um. As tensões no instrumento durante a modelação simulada de um canal radicular foram analisadas numericamente utilizando um pacote de elementos finitos tridimensionais. Os resultados mostraram que o Revo S apresenta os valores mais baixos para a geração de forças no terço apical do canal, em comparação com o Protaper, que apresenta os valores mais elevados, enquanto o Hyflex apresenta valores intermédios para as forças.
**Kakar S (2013)**[41] avaliou e comparou o potencial de moldagem das limas NiTi K manuais e do Rotary ProTaper e analisou o resultado final dos canais moldados utilizando a TC e determinando diferentes variáveis, como o tempo de trabalho, a alteração do volume e a alteração da área da secção transversal. Concluiu-se que existe uma diferença drástica na capacidade de moldagem dos instrumentos manuais e rotativos de NiTi utilizados com a técnica step back e crown down, respetivamente, sendo a instrumentação rotativa mais rápida e produzindo maiores alterações na anatomia do canal.
**Ruddle CJ (2013)**[42] identificou e comparou a forma como cada nova geração de limas de moldagem endodônticas de NiTi serviu para fazer avançar os métodos de preparação do canal e identificou o Protaper Next, um novo sistema de limas e descreve uma técnica clínica que combina as caraterísticas de design mais comprovadas do passado com as mais recentes inovações atualmente desenvolvidas. Concluiu-se que cada nova geração de limas de moldagem tem algo a oferecer, tem sido descrita de diferentes formas e tem como objetivo melhorar as gerações anteriores. O Protaper Next surgiu como um sistema de 5ª geração concebido para reunir as caraterísticas de desempenho mais comprovadas do passado com os avanços tecnológicos mais recentes.

**Love RM (2013)**[43] determinou a capacidade de modelação e centragem da Twisted File (TF), da lima HERO Shaper e da ProFile .06 em canais radiculares curvos simulados. Concluiu-se que todos os sistemas produziram formas de canal clinicamente aceitáveis. As limas TF mostraram uma melhor capacidade de instrumentar a parede interna do canal e permanecer centradas na região apical. Observou-se que a lima HERO Shaper remove menos material em todas as regiões.

**Sureshchandra B (2013)**[44] comparou in-vitro a eficácia da limpeza da preparação do espaço pulpar ao microscópio eletrónico de varrimento (SEM) utilizando quatro sistemas de instrumentação rotativos NiTi diferentes - Quantec SC, K3 Endo, RaCe e HERO 642 e concluiu que após a preparação do espaço pulpar com quatro sistemas rotativos NiTi diferentes, foram alcançadas diferenças estatisticamente muito significativas na limpeza da parede do canal ao nível da raiz média. Sob as condições deste estudo, a melhor eficácia de limpeza do canal foi alcançada pelo RaCe, seguido pelo HERO 642, K3 Endo e Quantec SC

**Arora A (2013)**[45] comparou o transporte do canal, a capacidade de centralização do canal e o tempo necessário para a preparação de canais radiculares curvos após a instrumentação com limas ProFile GT Series X (GTX), limas Revo-S, limas torcidas e limas Mtwo, utilizando a tomografia computorizada de feixe cónico (CBCT) e concluiu que todas as limas testadas mostraram algum grau de transporte apical do canal, mas estava bem dentro do limite aceitável (0,3 mm) de transporte do canal. O método inovador de fabrico do sistema TF resultou numa capacidade de moldagem superior em canais curvos, com os instrumentos a permanecerem mais centrados e a produzirem menos transporte do canal do que os sistemas de limas GTX, RS e Mtwo.

**Hattab RB (2013)**[46] comparou in-vitro a capacidade de moldagem de três diferentes sistemas rotativos de NiTi: AK- AlphaKite (Gebr. Brasseler, Alemanha), GTX- GT® Series X (Dentsply, Alemanha) e TF- Twisted Files (SybronEndo, EUA). As imagens pré e pós-instrumentação foram registadas e a avaliação das alterações da curvatura do canal foi realizada com um programa de análise de imagens. Nas condições deste estudo, concluiu-se que todos os instrumentos rotativos de NiTi mantiveram o comprimento de trabalho e prepararam um canal radicular bem formado. O menor transporte do canal foi produzido pelo AK. O GTX apresentou a maior eficiência de corte. A lima torcida preparou os canais mais rapidamente do que os outros dois sistemas

**Ferreira MM (2013)**[47] avaliou o grau de desgaste e o índice de transporte associado ao uso do Reciproc versus WaveOne utilizando imagens estereomicroscópicas de cubos acrílicos instrumentados através de medições comparativas no ápice e a 1, 2, 3, 4, 5 e 6mm e concluiu que o sistema WaveOne apresenta menor índice de desgaste e um preparo mais cêntrico quando comparado ao sistema Reciproc em modelo *in vitro*.

# Capítulo 2

## DISCUSSÃO

A endodontia ocupa-se do estudo da forma, função e saúde, das lesões e doenças da polpa dentária e da região perirradicular, da sua prevenção e tratamento; a principal doença é a periodontite apical, causada por infeção. A etiologia e o diagnóstico da dor e das doenças dentárias são partes integrantes da prática endodôntica.

O tratamento endodôntico engloba procedimentos que têm como objetivo manter a saúde de toda ou parte da polpa dentária. Quando a polpa dentária está doente ou lesionada, o tratamento tem como objetivo preservar os tecidos perirradiculares normais. Este tratamento é geralmente efectuado através de um tratamento de canal, por vezes em combinação com endodontia cirúrgica.

O âmbito da endodontia inclui, entre outros, o diagnóstico diferencial e o tratamento da dor oro-facial de origem pulpar e perirradicular; a prevenção da doença pulpar e a terapia pulpar vital; a extirpação pulpar e o tratamento do canal radicular; o tratamento do canal radicular em caso de periodontite apical; o retratamento (do canal radicular) em caso de periodontite apical pós-tratamento; endodontia cirúrgica; branqueamento de dentes tratados endodonticamente; procedimentos de tratamento relacionados com a restauração coronal por meio de um núcleo e/ou de um pilar que envolva o espaço do canal radicular e/ou medidas endodônticas relacionadas com procedimentos de alongamento de coroas e de erupção forçada e tratamento de dentes traumatizados. Como parte do objetivo principal da medicina dentária de manter uma dentição saudável e natural para o público, o objetivo do tratamento endodôntico é preservar os dentes funcionais sem prejuízo para a saúde do paciente[15].

### Tratamento do canal radicular

O tratamento do canal radicular é efectuado quando a polpa não é vital ou foi removida para prevenir ou tratar a periodontite apical. O objetivo do tratamento do canal radicular é manter a assepsia do sistema de canais radiculares ou desinfectá-lo adequadamente. [Fig. 1].

### Etapas do tratamento do canal radicular

### Radiografia pré-operatória

Antes do tratamento, deve ser examinada uma radiografia pré-operatória que mostre, pelo menos, a(s) raiz(es) completa(s) e aproximadamente 2-3 mm da região periapical. [Fig. 1(a)].

### Anestesia local

A necessidade de anestesia local deve ser considerada e administrada conforme apropriado[15] [Fig. 1(b)].

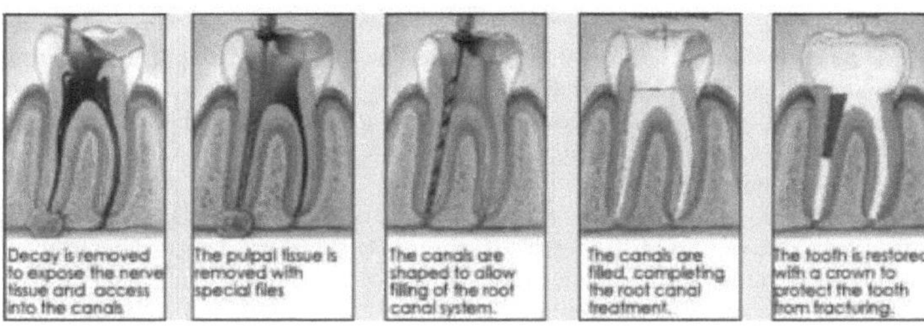


Fig 1: Etapas básicas do tratamento endodôntico

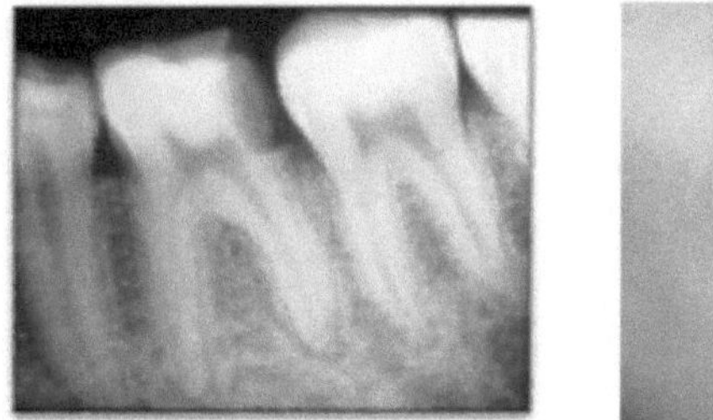

Fig1(a): Radiografia pré-operatória.

Fig 1(b): Anestesia local

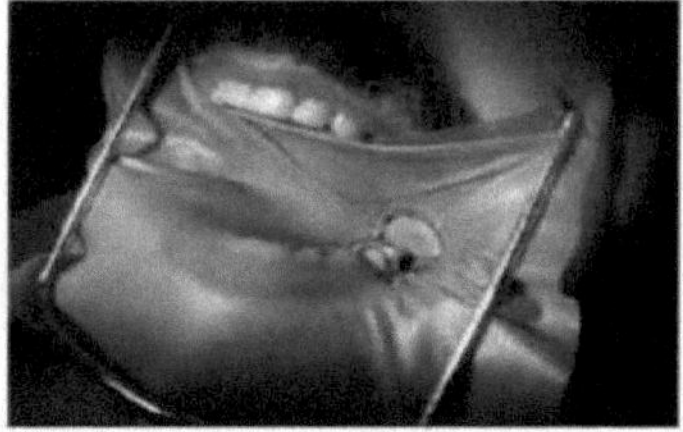

Fig 1(c): Isolamento do dente

**Preparação do dente**

Todas as cáries e restaurações defeituosas devem ser removidas e, se necessário, a oclusão deve ser ajustada e o dente deve ser protegido contra fracturas. O dente deve ser capaz de ser restaurado e isolado e o estado periodontal deve ser bom ou passível de resolução.[15]

**Isolamento do dente**

Os procedimentos de tratamento do canal radicular só devem ser efectuados quando o dente está isolado por um dique de borracha para: evitar a contaminação salivar e bacteriana, evitar a inalação e a ingestão de instrumentos e evitar que as soluções de irrigação se escapem para a cavidade oral[15,48] [Fig. 1(c)].

**Preparação da cavidade de acesso**

Os objectivos da preparação da cavidade de acesso são: remover o teto da câmara pulpar para que esta câmara possa ser limpa e se possa obter uma boa visibilidade dos orifícios do canal, permitir que os instrumentos do canal radicular sejam introduzidos no(s) canal(is) radicular(es) sem dobras indevidas, oferecer retenção suficiente para uma restauração provisória e conservar o máximo possível de tecido dentário sadio que seja compatível com o acima exposto[15,48] [Fig. 1(d)].

**Determinação do comprimento de trabalho**

O objetivo da determinação do comprimento de trabalho é permitir que o canal radicular seja preparado o mais próximo possível da constrição apical. A localização da constrição apical varia normalmente entre 0,5 e 2 mm do ápice radiográfico. Os métodos recomendados são o eletrónico e o radiográfico[9]. [Fig. 1 (e)].

**Preparação do sistema de canais radiculares**

Os objectivos da preparação são: remover tecido pulpar remanescente, eliminar microrganismos, remover detritos e moldar o(s) canal(is) radicular(es) para que o sistema de canais radiculares possa ser limpo e preenchido. A utilização de ampliação e de fontes de luz adicionais facilita a identificação da anatomia do canal radicular. Os requisitos devem ser: a constrição apical deve ser mantida, o canal deve terminar num estreitamento apical e o canal deve ser afunilado da coroa ao ápice. A preparação deve ser efectuada com irrigação abundante. O comprimento final da preparação não deve ser reduzido pelo tratamento[ Fig.1(f)].

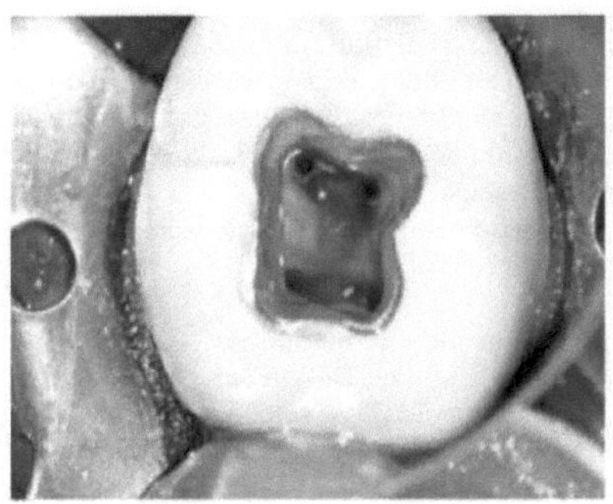

Fig 1(d): Cavidade de acesso

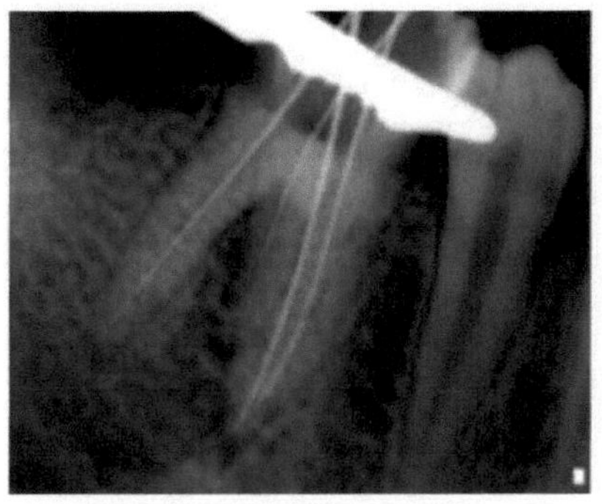

Fig1(e): Determinação do comprimento de trabalho

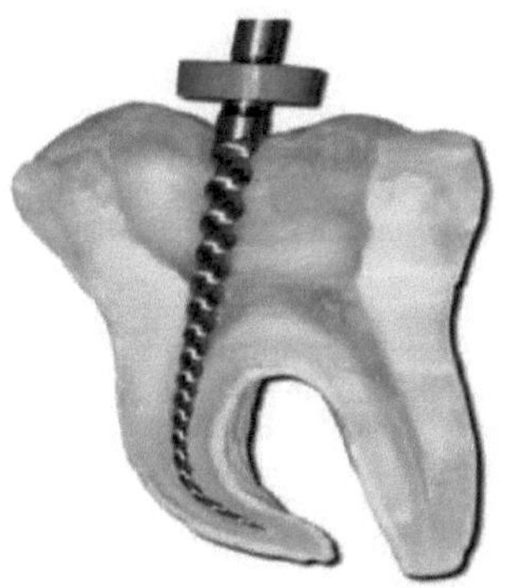

Fig.1(f): Limpeza e modelação

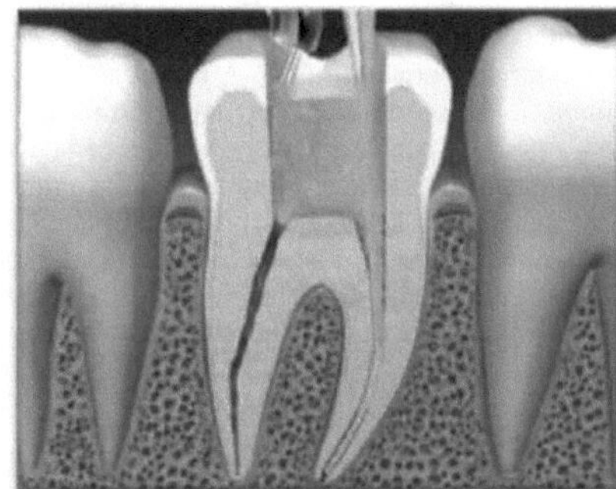

Fig.1(g): Irrigação

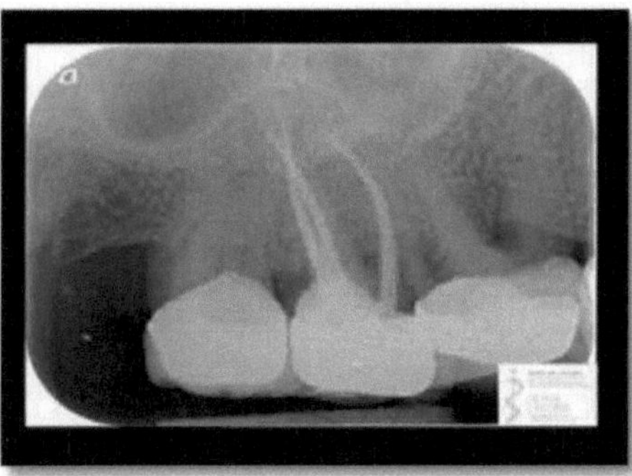

Fig.1(h): Radiografia mostrando canais radiculares obturados

**Irrigação**

Os objectivos da irrigação são: eliminar os microrganismos, eliminar os detritos, lubrificar os instrumentos do canal radicular e dissolver os detritos orgânicos. A solução irrigante deve, de preferência, ter propriedades desinfectantes e de dissolução de detritos orgânicos, sem irritar os tecidos perirradiculares. A solução irrigante deve ser administrada em quantidades abundantes tão longe quanto possível do canal, sem correr o risco de extrusão para além do forame. Este procedimento pode ser efectuado com uma seringa, assegurando que a solução pode sair livremente para a câmara pulpar e que não é administrada com força excessiva. A solução também pode ser administrada por sistemas ultra-sónicos ou sónicos[15,48] [Fig 1(g)].

**Medicação entre consultas**

Os objectivos da medicação entre consultas são impedir o crescimento e a multiplicação entre consultas de microrganismos que permanecem no sistema de canais apesar da limpeza. Devem ser utilizados após uma limpeza e irrigação corretas e para apoiar os efeitos dissolventes dos tecidos das soluções irrigantes. Esta fase raramente é necessária após pulpectomia e preparação do canal radicular de um dente com polpa vital. Uma restauração provisória eficaz é essencial para evitar a contaminação do sistema de canais entre as consultas. Os requisitos de um desinfetante entre consultas são: ter uma ação desinfetante duradoura, ser biocompatível, ser amovíveis e não danificar a estrutura dentária ou o material de restauração.

**Obturação**

Os objectivos da obturação do espaço do canal radicular são: impedir a passagem de microrganismos e fluidos ao longo do canal radicular e preencher todo o sistema de canais, não só para bloquear os forames apicais, mas também os túbulos dentinários e os canais acessórios. Os materiais utilizados para preencher o sistema de canais radiculares devem ser: biocompatíveis, dimensionalmente estáveis, capazes de selar, não afectados por fluidos tecidulares e insolúveis, não favoráveis ao crescimento bacteriano, radiopacos e removíveis do canal se for necessário um retratamento. A obturação do canal radicular deve consistir num material (semi) sólido em combinação com um selante do canal radicular para preencher os espaços vazios entre o material (semi) sólido e a parede do canal radicular. A obturação deve ser efectuada após a conclusão da preparação do canal radicular e quando se considerar que a infeção foi eliminada e que o canal pode ser seco. Nalguns casos, pode ser recomendado que, antes da obturação, se verifique a conclusão da preparação do canal radicular, tirando uma radiografia com o(s) instrumento(s) do canal radicular (ou cones de obturação) inserido(s) em todo o comprimento de trabalho. O ponto final do instrumento (ou cone) inserido e o ápice devem ser visíveis nesta radiografia de verificação. A qualidade da obturação deve ser verificada com uma radiografia. Esta radiografia deve mostrar o ápice da raiz e, de preferência, pelo menos 2-3 mm da região periapical claramente identificável. O canal radicular preparado deve ser completamente preenchido, exceto se for necessário espaço para um pilar. O canal preparado e preenchido deve conter o canal original. Não deve ser visível qualquer espaço entre a obturação e a parede do canal. Não deve ser visível qualquer espaço no canal para além do ponto final da obturação do canal radicular. O dente deve ser adequadamente restaurado após a obturação do canal radicular para evitar a recontaminação bacteriana do sistema de canais radiculares ou a fratura do dente.[15,48][Fig 1(h)]

**Preparação biomecânica (moldagem e limpeza)**

A preparação do sistema de canais radiculares é reconhecida como sendo uma das fases mais importantes do tratamento dos canais radiculares. Inclui a remoção de tecidos vitais e necróticos do sistema de canais radiculares, juntamente com a dentina radicular infetada e, em casos de retratamento, a remoção de obstáculos metálicos e não metálicos. Tem como objetivo preparar o espaço do canal para facilitar a desinfeção com irrigantes e medicamentos. Embora a preparação mecânica e a desinfeção química não possam ser consideradas separadamente, são normalmente designadas por preparação quimio-mecânica ou biomecânica. No entanto, continua a ser uma das tarefas mais difíceis na terapia endodôntica[49].

Os principais objectivos da preparação do canal radicular são a prevenção da doença perirradicular e/ou a promoção da cicatrização nos casos em que a doença já existe:

- Remoção de tecido vital e necrótico do(s) canal(is) radicular(es) principal(is).
- Criação de espaço suficiente para irrigação e medicação.
- Preservação da integridade e localização do canal apical anatomia.
- Evitar danos iatrogénicos no sistema de canais e na raiz estrutura.
- Facilitação da obturação do canal.
- Evitar mais irritação e/ou infeção dos tecidos perirradiculares.
- Preservação da dentina radicular sã para permitir a função do dente a longo prazo [49,50].

Ingle descreveu a primeira técnica formal de preparação do canal radicular, que se tornou conhecida como a "técnica estandardizada". Nesta técnica, cada instrumento era introduzido no comprimento de trabalho, resultando numa forma de canal que correspondia à conicidade e ao tamanho do instrumento final. Esta técnica foi concebida para técnicas de obturação de cone único.

Schilder enfatizou a necessidade de uma limpeza minuciosa do sistema de canais radiculares, ou seja, a remoção de todo o conteúdo orgânico de todo o espaço do canal radicular com instrumentos e irrigação abundante e cunhou o axioma "o que sai é tão importante como o que vai", tendo em conta a anatomia individual e única de cada canal radicular, mas também em relação à técnica e ao material para a obturação final. [50]

**Schilder descreveu cinco objectivos de conceção:**

I. Funil de afunilamento contínuo desde o ápice até à cavidade de acesso.

II. O diâmetro da secção transversal deve ser mais estreito em todos os pontos apicalmente.

III. A preparação do canal radicular deve seguir a forma do canal original.

IV. O forame apical deve permanecer na sua posição original.

V. A abertura apical deve ser mantida tão pequena quanto possível.

**Quatro objectivos biológicos:**

I. Confinamento da instrumentação às próprias raízes.

II. Não há formação de resíduos necróticos para além do forame.

III. Remoção de todo o tecido do espaço do canal radicular.

IV. Criação de espaço suficiente para os medicamentos intra-canais. [11]

**Instrumentos para limpeza e modelação**

**História**

Para cumprir os objectivos de Schilder em termos de limpeza e moldagem, foram desenvolvidos vários instrumentos. Atribui-se a Edward Maynard o desenvolvimento dos primeiros instrumentos endodônticos manuais. Entalhando um fio redondo (no início, molas de relógio, mais tarde, fios de piano), criou pequenas agulhas para extirpar o tecido pulpar.

Em 1852, Arthur utilizou pequenas limas para alargar os canais radiculares.

Os manuais escolares de meados do século XIX recomendavam que os canais radiculares fossem alargados com brochas: Este instrumento é utilizado para alargar o canal e dar-lhe uma forma regular.

Em 1885 foi introduzida a broca Gates Glidden e em 1915 a lima K[49].

As limas foram inicialmente produzidas em massa pela Kerr Manufacturing Co. no início do século XX, daí o nome lima tipo K ou alargador tipo K. Embora o termo lima seja normalmente utilizado de forma genérica para descrever todos os instrumentos endodônticos retificados ou torcidos, mais especificamente o termo lima é utilizado para descrever um instrumento utilizado principalmente durante os movimentos de inserção e retirada para alargar o canal radicular, enquanto um alargador é utilizado principalmente durante a rotação.

As limas e os alargadores do tipo K foram ambos originalmente fabricados pelo mesmo processo. Três ou quatro superfícies planas equiláteras eram retificadas em profundidades crescentes nos lados do fio para formar uma forma piramidal cônica que era estabilizada em uma extremidade e girada em sua extremidade distal para formar o instrumento espiralado. O número de lados e de espirais determinava se o instrumento era mais adequado para limar ou alargar. Geralmente, uma configuração de três lados, com menos espirais, era utilizada para alargar ou rodar; uma configuração de três ou quatro lados com mais espirais era utilizada para limar ou inserir e retirar.

**Introdução do níquel titânio**

Em 1958, a liga NiTi foi descoberta por Buehler et al. no Naval Ordnance Laboratory (NOL) em Silver Springs, Maryland. O símbolo do metal foi combinado com o local da invenção, criando o acrónimo NiTi NOL, que é usado mundialmente para este tipo especial de liga.[51]

Em 1988, Walia propôs uma liga de NiTi para a moldagem de canais, uma vez que é 2-3 vezes mais flexível, nos mesmos tamanhos de lima, em comparação com o aço inoxidável. Um resultado revolucionário das limas fabricadas em NiTi foi o facto de os canais curvos poderem ser preparados mecanicamente utilizando um movimento rotativo contínuo.[42] Os melhores resultados de preparação, o tempo de preparação reduzido e a excelente capacidade de limpeza e moldagem do canal das limas de níquel-titânio levaram à rápida adoção de instrumentos rotativos. A vantagem significativa de uma lima feita de uma liga de níquel-titânio é a sua capacidade única de ultrapassar curvaturas durante a rotação contínua sem sofrer a deformação plástica permanente ou falha em que as limas tradicionais de aço inoxidável incorreriam.

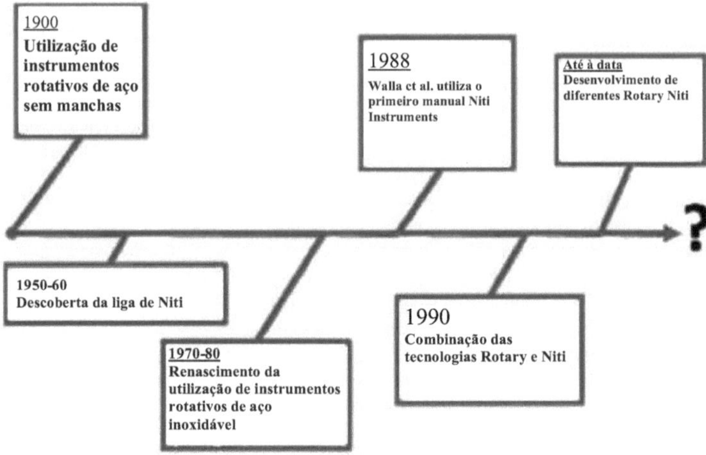


Fig.2: Evolução dos instrumentos endodônticos de Ni-Ti

O sucesso da utilização de instrumentos, evitando falhas, depende da forma como o material, a conceção e a técnica se relacionam com as forças exercidas sobre os instrumentos. Para compreender plenamente a forma como a lima reage às forças aplicadas, foram definidos termos para quantificar as acções e reacções a essas forças. Os termos comuns relacionados com as forças exercidas sobre as limas têm as seguintes definições

1. **Tensão:** A força de deformação medida numa determinada área.
2. **Ponto de concentração de tensões:** Uma mudança abrupta na forma geométrica de uma lima, tal como um entalhe, resultará numa tensão mais elevada nesse ponto do que ao longo da superfície da lima, onde a forma é mais contínua.
3. **Deformação:** A quantidade de deformação que um ficheiro sofre.
4. **Limite elástico:** Uma quantidade definida que representa a tensão máxima que, quando aplicada a um ficheiro, permite que o ficheiro regresse às suas dimensões originais. As forças internas residuais após a deformação são removidas e regressam a zero.
5. **Deformação elástica:** A deformação reversível que não ultrapassa o limite elástico.
6. **Memória de forma:** O limite elástico é substancialmente mais elevado do que o típico dos metais convencionais.
7. **Deformação plástica:** Deslocação permanente da ligação causada pela ultrapassagem do limite elástico.

Com base no sucesso inicial e nas vantagens reconhecidas, a utilização de limas rotativas de níquel-titânio proliferou e tornou-se amplamente aceite pela profissão. O níquel-titânio é denominado um metal exótico porque não está em conformidade com as regras normais da metalurgia devido a propriedades únicas como a super elasticidade e a memória de forma ou a capacidade de regressar à sua forma original após ter sido deformado.

**Metalurgia das ligas de níquel-titânio**

A liga de níquel-titânio é, em princípio, altamente resistente à corrosão e, mais importante, é superelástica e tem memória de forma. Estas duas últimas propriedades resultam de uma disposição atómica diferente das ligas convencionais, como o aço inoxidável. Os átomos do aço podem mover-se uns contra os outros numa pequena quantidade específica antes de ocorrer a deformação plástica; em contrapartida, o Ni-Ti existe reversivelmente em duas conformações, martensite e austenite, dependendo da temperatura ambiente e da tensão externa.[27]

**A) Transformação martensítica induzida pela temperatura**

A estrutura cristalina da liga Ni-Ti a uma temperatura elevada (100 graus C) é uma estrutura cúbica estável, centrada no corpo, que é referida como fase de austenite ou fase-mãe. O nitinol tem a caraterística particular de, quando é arrefecido através de uma gama de temperaturas críticas de transformação (TTR), a liga apresentar alterações drásticas no seu módulo de elasticidade, limite de elasticidade e resistividade eléctrica em resultado de alterações na ligação eletrónica. Ao reduzir a temperatura através do intervalo, há uma

mudança na estrutura cristalina, que é conhecida como transformação martensítica, que é uma função da temperatura inicial (Ms) e final (Mf).
A transformação reversível ocorre entre as temperaturas indicadas como As (início da austenite) e Af (fim da austenite).
Este fenómeno provoca uma alteração nas propriedades físicas da liga e dá origem a caraterísticas de memória de forma.
A transformação induzida na liga ocorre por processo de cisalhamento para uma fase denominada martensite ou fase filha, que dá origem a martensite geminada que forma a estrutura de uma rede hexagonal estreitamente compactada. Quase nenhuma mudança de forma macroscópica é detetável na transformação, a menos que haja aplicação de uma força externa. A forma martensítica pode ser facilmente deformada para uma única orientação através de um processo conhecido como de-twinnig martensite.
A deformação pode ser invertida através do aquecimento da liga acima da TTR (intervalo de temperatura de transformação inversa ou RTTR), o que faz com que as propriedades da liga NiTi regressem aos valores anteriores a temperaturas mais elevadas. A liga retoma a estrutura e a orientação originais como a fase cúbica de alta temperatura centrada no corpo, denominada austenite, com uma condição de energia estável.
Os movimentos atómicos totais entre fases adjacentes de átomos são inferiores a uma distância inter atómica completa, quando baseados em disposições anatómicas normais da rede. Este fenómeno é designado por memória de forma e permite que a liga regresse à sua forma anterior, através da formação de fortes ligações electrónicas direcionais e energéticas para fazer regressar os átomos deslocados às suas posições anteriores. O efeito desta transformação é instantâneo.
A deformação dos instrumentos de níquel-titânio pode ser efectuada aquecendo-os acima de 125°C.
O TTR de uma liga 1:1 NiTi situa-se entre 50 e 100° C. A redução do TTR pode ser conseguida alterando a relação NiTi a favor do excesso de níquel ou substituindo o átomo de níquel pelo átomo de cobalto.
O TTR pode ser reduzido progressivamente através da substituição contínua do níquel pelo cobalto, uma vez que este possui menos um átomo do que o níquel, cobrindo assim o número total de electrões de ligação.

**B) Transformação martensítica induzida por tensão:**

A transição da fase de austenite para a fase martensítica também pode ocorrer como resultado da aplicação de tensão, tal como em condições clínicas durante a preparação do canal radicular. Na maioria dos metais, quando é aplicada uma força externa que excede uma determinada quantidade, o deslizamento mecânico é induzido na rede, causando uma deformação permanente. No entanto, nas ligas de NiTi ocorrem transformações martensíticas em vez de deslizamento. Isto causa:-

- Uma mudança volumétrica associada à transição de uma fase para outra e uma relação de orientação é desenvolvida entre duas fases.
- O retorno elástico ocorre quando a tensão diminui ou pára sem que ocorra uma deformação permanente. O retorno elástico é definido como carga por alteração na deflexão, para a forma anterior com um retorno à fase de austenite, desde que a temperatura esteja dentro do intervalo específico.
- A deformação plástica que ocorre nas ligas Niti dentro ou abaixo do TTR é recuperável com certos limites ou transformação inversa. É este fenómeno de mudança cristalina que dá origem ao efeito de memória de forma do material e ao comportamento superelástico. A parte da RTTR em que ocorre a recuperação da forma é designada por gama de temperaturas de recuperação da forma (SRTR).

Para além da transição da austenite para a martensite sob carga, através da martensite geminada, há também uma transição da chamada **fase R-**, uma estrutura cristalina dependente da temperatura, para a martensite. Esta transição contribui ainda mais para a capacidade do Ni-Ti de absorver tensões e, assim, resistir à fadiga. Um processo baseado nas alterações da composição da liga ao longo de um gradiente de temperatura conduz à nova liga de Ni-Ti M-Wire.

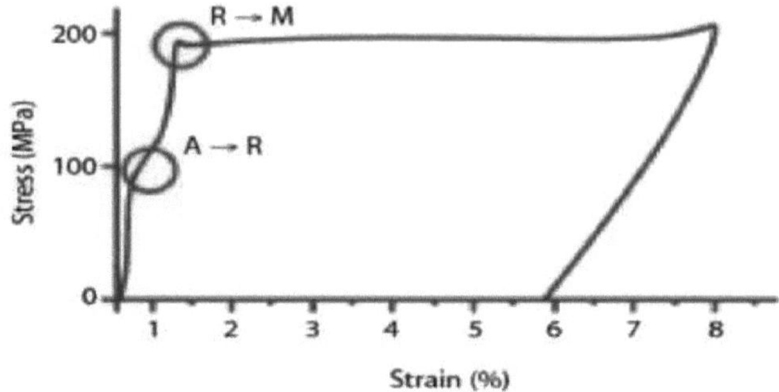


Fig 3: Diagrama tensão-deformação (a 51°C) mostrando a presença de uma fase R (R) na transição da rede austenítica (A) para a martensítica (M).

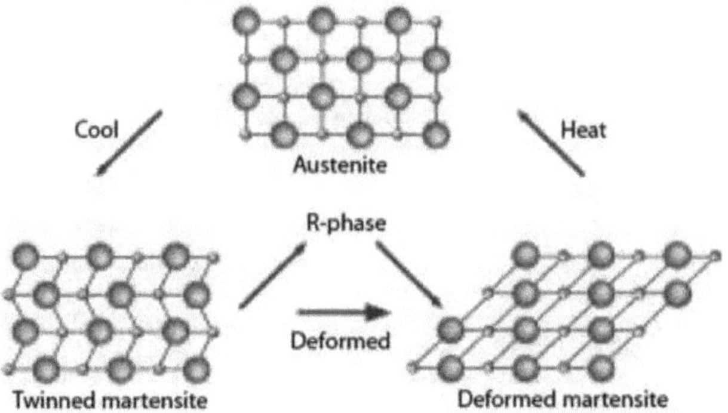


Fig 4: Transições dependentes da força e da temperatura da austenite para a martensite, incluindo a fase R intermédia.

**Comparação das propriedades do NiTi e do convencional**
**Aço inoxidável**

| **Imóveis** | **NiTi** | **Aço inoxidável** |
|---|---|---|
| Alongamento recuperado | 8% | 0.8% |
| Biocompatibilidade | Excelente | Justo |
| Módulo de elasticidade efetivo | Aprox. 48 GPa | 193 GPa |
| Torqueabilidade | Excelente | Pobres |
| Densidade | 6,45 g/cm3 | 8,03 g/cm3 |
| Magnético | Não | Sim |
| Resistência à tração final | Aprox. 1.240 MPa | Aprox. 760 MPa |

| Coeficiente de expansão térmica | 6,6 a 11,0x10,6cm/ cmodeg.C | 17,3x10,6 cm/ cmodeg.C |
|---|---|---|
| Resistência | 80 a 100 micro ohm*cm | 72 micro ohm*cm |

Tabela: 1 Comparação de Ni-Ti versus aço inoxidável

**Importância da conceção dos instrumentos endodônticos**

As capacidades das limas feitas do mesmo material dependem inteiramente da conceção e podem significar sucesso ou fracasso. Nenhum aspeto da conceção da lima é indicativo da sua utilidade global. A otimização de uma caraterística de conceção pode comprometer outro benefício. As considerações relativas à eficácia da conceção incluem o seguinte:

Capacidade de corte, fadiga operacional, pontos de concentração de tensão, binário operacional, binário de rutura, flexibilidade, forças de aparafusamento, capacidade de manter o eixo central do canal e mecânica da ponta. O sucesso da conceção da lima e, em grande medida, o sucesso clínico são determinados pela eficácia com que estas considerações abordam as várias anatomias do canal. Ao utilizar qualquer desenho de lima, é imperativo compreender a física rudimentar envolvida na sua utilização para que o profissional possa tirar o máximo partido dos seus benefícios. Também é necessário reconhecer as caraterísticas do instrumento que melhoram a sua utilidade ou representam possíveis riscos. Este objetivo só pode ser alcançado através da compreensão completa da função do desenho.

**CARACTERÍSTICAS DE CONCEPÇÃO DOS INSTRUMENTOS ROTATIVOS NITI**

> **Desenho da ponta**

> **Cónico**> **Canais**> **Terrenos**> **Ângulo helicoidal**> **Ângulo de inclinação Passo**>

**Desenho da ponta**: A ponta de uma lima pode ser cortante ou não cortante.[6]

**Vantagens do desenho da ponta de corte**: Uma ponta de corte tem a capacidade de entrar em canais estreitos e algo calcificados, a sua utilização é limitada e só deve ser utilizada nas mãos de um clínico experiente.[52]

**Desvantagens do desenho da ponta de corte**: As pontas de corte das limas rotativas tornam-nas demasiado agressivas e, se acidentalmente se prolongar (para além do forame apical) ao retrair a lima, geralmente cria-se uma laceração elíptica. Isto é muito difícil de reparar e obturar. Além disso, se colocar uma ponta de corte numa lima não aterrada, tem a possibilidade clara de transporte.[52]

**Vantagens do design da ponta não cortante**: A utilização de uma ponta não cortante criará um círculo concêntrico na extremidade da raiz. Estes são facilmente preenchidos com um cone não padronizado.[52]

**Instrumentos com desenho de ponta de corte**: K-files, Quantec SC, Protaper (Sx, S1) com ponta de guia modificada. S1 com diâmetro de ponta de 0,17 mm e Sx com diâmetro de ponta de 0,19.[53]

**Instrumentos com desenho de ponta não cortante**: Profile ProFile, Quantec LX, limas GT, LightSpeed Instruments, ProTaper (S2, F1, F2), HERO 642, K3 (Sybron Endo), Mtwo, Hy flex CM, limas torcidas, wave one

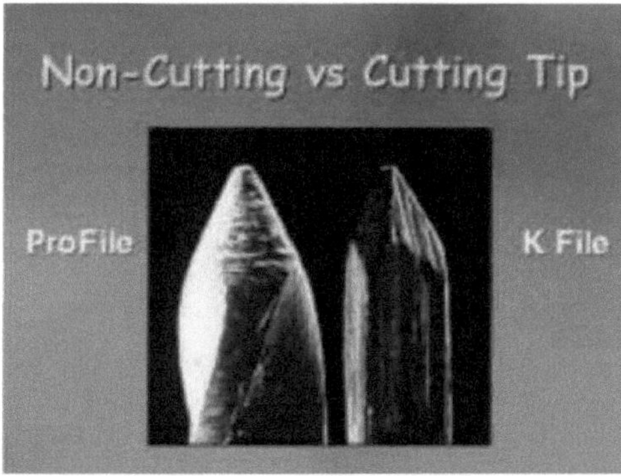


Fig. 5(a): Não corte vs ponta de corte

ponta não cortante ponta de corte

| • ProFile | |
|---|---|
| • Quantec LX | |
| • Ficheiros GT | |
| • Instrumentos Lightspeed | |
| • ProTa por( | • Quantec SC |
| • HERÓI 642 | • Protaper (Sx, SI) |
| • K3 (Sybron Endo) | • Hy flex CM (modeladores de orifícios) |
| • Dois | |
| • Hy flex CM | |
| • Ficheiros torcidos | |
| • Primeira onda | |

Tabela.2: Instrumentos com ponta cortante e não cortante

**Vários instrumentos com ponta não cortante**

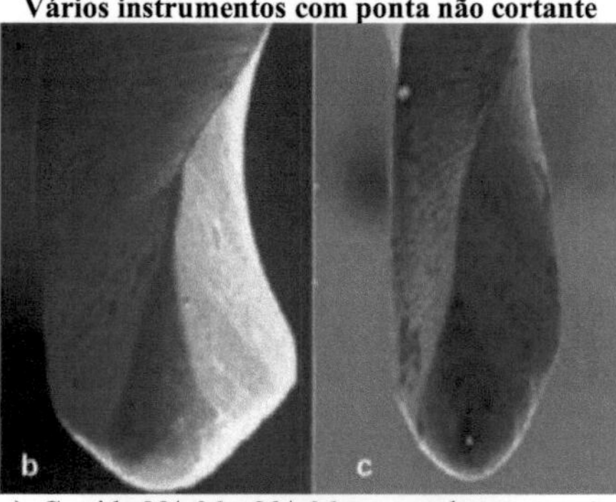


Fig. 5(b,c): Corrida 30/ .06 e 20/ .06 mostrando a ponta não cortante

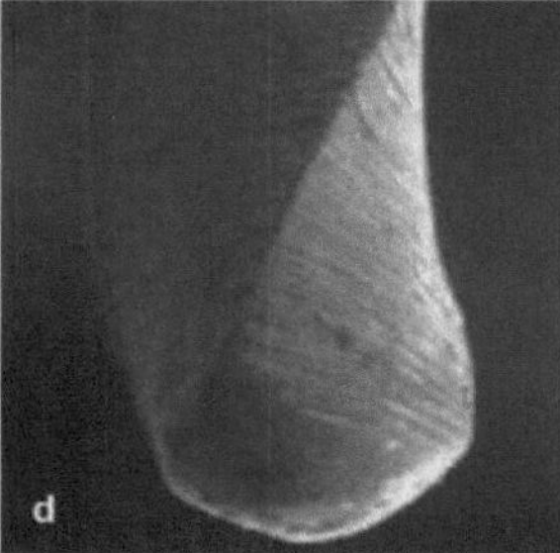


Fig. 5(d): Protaper S2 com ponta arredondada

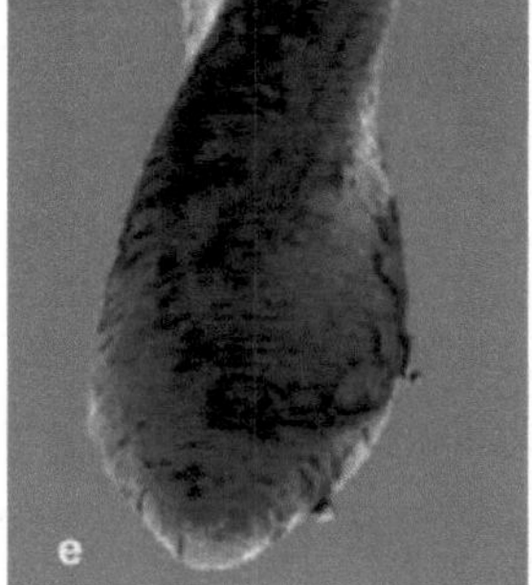


Fig. 5(e): Mtwo mostrando a ponta não cortante.

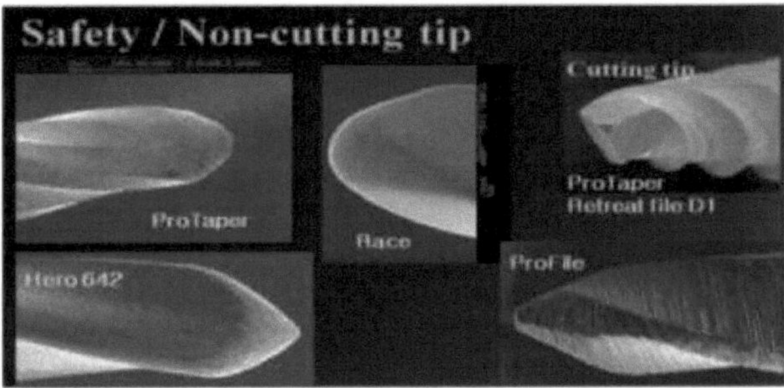


Fig. 5(f): Diferentes limas com desenho de ponta cortante e não cortante.

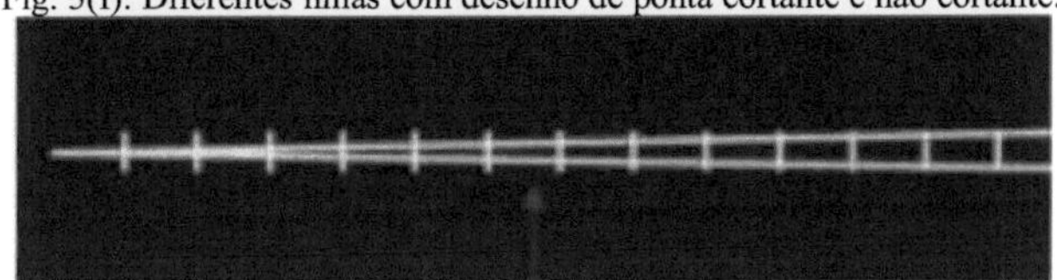

Fig.6: Conicidade (aumento de diâmetro/mm)

**Cone**:

A conicidade indica o aumento por milímetro do diâmetro da lima a partir da ponta em direção ao cabo da lima (Fig.6). A conicidade é indicada em números ou em percentis. Antes do advento dos instrumentos de NiTi com cones maiores, todas as limas e alargadores endodônticos eram fabricados em aço inoxidável e tinham cones padrão de 0,02. Isto significa que aumentavam de diâmetro a uma taxa de 0,02 mm/mm a partir da ponta do instrumento para um comprimento de 16 mm.[54]

**Vantagens da preparação do cone aumentado**:

A irrigação que um espaço cônico de 0,02 proporciona pode ser insuficiente para a dissolução máxima dos detritos orgânicos pelo hipoclorito de sódio. Isso pode alterar o resultado do tratamento, pois a limpeza de todos os espaços, incluindo prolongamentos e aletas, é uma fase muito importante durante a terapia endodôntica. O uso de cones maiores (0,04, 0,06, 0,08, 0,10 e 0,12) deve permitir um posicionamento mais apical do irrigante. Desta forma, uma remoção completa do tecido pulpar, detritos necróticos, bactérias e limalhas de dentina pode ser alcançada pelo efeito de limpeza combinado de instrumentação física e irrigação química.

Outra vantagem é que uma preparação mais cónica dos canais radiculares permite a colocação de uma ponta de guta percha mestre de maior conicidade (não padronizada). Musikant *et al.* concluíram que quanto maior a conicidade, mais resistentes os cones de guta percha são ao deslocamento apical por forças de condensação. Esta resistência superior reduz a incidência de sobrepreenchimentos e deve proporcionar uma adaptação íntima da guta percha termoplástica contra as paredes do canal.

Um benefício adicional das variações de conicidade é a eficiência de corte maximizada das limas. Ao alterar as conicidades, maiores ou menores, na sequência da preparação do canal, a eficiência de corte é melhorada em relação às conicidades constantes, aumentando a força por unidade de área da lima contra a parede do canal.[55]

**Elayouti A**[23] avaliou o efeito das dimensões do canal na preparação para verificar a eficácia dos instrumentos rotativos com maior conicidade na preparação de canais radiculares ovais. Nenhuma técnica de instrumentação foi capaz de preparar circunferencialmente o contorno oval dos canais radiculares. No entanto, os instrumentos com maior conicidade (ProTaper e Mtwo) foram mais eficientes do que as limas manuais de NiTi, mas isso foi, em alguns casos, à custa da espessura remanescente da parede de dentina.

**Desvantagens da conicidade maior**: A preparação para uma conicidade maior exige a remoção de mais dentina. A dedução excessiva de tecidos duros enfraquece a estrutura do dente e torna as raízes mais propensas à fratura.

**Conicidade variável**: A ideia por detrás das conicidades variáveis ou graduadas é que cada lima sucessiva só está a envolver um aspeto mínimo da parede do canal. Por conseguinte, a resistência à fricção é reduzida e requer menos binário para fazer funcionar corretamente a lima. Uma das vantagens de uma lima de modelagem progressivamente afunilada é que cada instrumento penetra numa zona mais pequena da dentina, o que reduz as cargas de torção, a fadiga da lima e o potencial de quebra.[6]

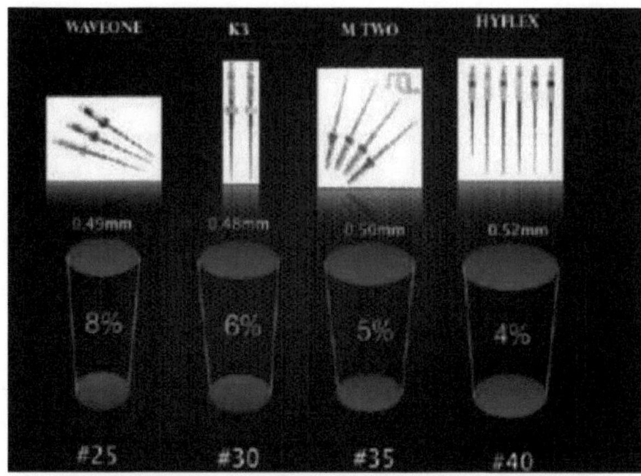


Fig.7: Diferentes sistemas de ficheiros com taper crescente

| cone constante | cone variável |
| --- | --- |
| - ProFile<br>-Arquivos GT<br>-Instrumentos Lightspeed<br>-HERO 642<br>• K3 (Sybron Endo)<br>• Dois<br>• Hy flex CM<br>• Ficheiros torcidos<br>• primeira vaga | • Protaper<br>• Cone em V<br>• Protaper seguinte<br>• Onda |

Tabela.3: Instrumentos com conicidade constante e variável.

**L.S. Buchanan**[8] demonstrou que o conceito de Variable Taper oferece o potencial para obter formas óptimas de canais radiculares de forma rápida e segura.

**Veltri M et al. 2005**[13] referiram que os instrumentos com conicidade progressiva podem modelar os canais mais rapidamente do que os instrumentos de conicidade constante.

**Flauta**: É o sulco ou relevo na superfície de trabalho da lima, que recolhe os detritos à medida que a lima corta o substrato. A flauta da lima é a ranhura na superfície de trabalho utilizada para recolher tecido mole e lascas de dentina removidas da parede do canal. A eficácia da flauta depende da sua profundidade, largura, configuração e acabamento da superfície.

A superfície de maior diâmetro que segue a ranhura (definida como o ponto de intersecção entre a flauta e a terra), à medida que roda, forma o bordo de ataque (de corte) ou a lâmina da lima que forma e desvia as limalhas da parede do canal e corta ou prende os tecidos moles. A sua eficácia depende do seu ângulo de incidência e da sua nitidez. Se existir uma superfície que se projecta axialmente a partir do eixo central até à aresta de corte, entre as flautas, esta superfície é designada por terra.

**Ângulo de hélice e aresta de corte**: Quando as limas são fabricadas com processos de retificação convencionais, o fio atravessa uma roda de retificação para formar uma flauta (ranhura) no lado do fio. Se o fio for rodado, à medida que é alimentado através da roda de retificação, forma-se uma flauta em espiral com um ângulo de hélice (o ângulo da flauta com o eixo longo da lima).

É o ângulo que a aresta de corte forma com o eixo longo da lima.

O ângulo helicoidal pode ser
Constante, variável, íngreme, ângulo helicoidal baixo

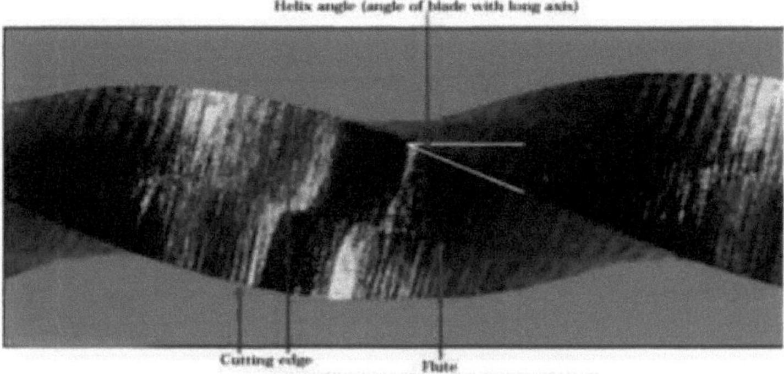


Fig.8Ângulo helicoidal da lima Protaper

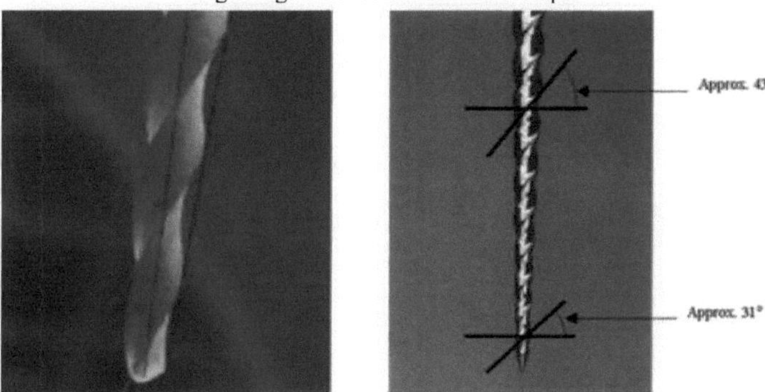


Fig.9 Flex Master com ângulo helicoidal constante
Fig.10 Ficheiro K3 com ângulo helicoidal variável.

As limas com um ângulo de flauta helicoidal constante permitem a acumulação de detritos, particularmente na parte coronal da lima. Além disso, são mais susceptíveis ao efeito de forças de "enroscamento".[6]

Ao variar os ângulos dos canais, os detritos serão removidos de uma forma mais eficiente e a lima terá menos probabilidades de se enroscar no canal. [6]

Se uma lima for rodada e o ângulo helicoidal for acentuado, provavelmente não penetrará e, por conseguinte, não se partirá. Um ângulo helicoidal baixo não só não é bom como é definitivamente mau quando a lima é rodada, porque penetrará muito rapidamente, ou seja, com pouca rotação e torcer-se-á muito rapidamente.

Sistemas de ficheiros com ângulo helicoidal variável: K3, Mtwo, Waveone, Vortex blue, Protaper, Endosequence, Hyflex CM.

**Terra**: Em certos desenhos de limas, uma superfície projecta-se axialmente do núcleo central para a aresta de corte entre os canais. Esta caraterística é incorporada para reduzir o transporte do canal e suporta a aresta de corte. A maioria das limas rotativas obtém a sua força da massa de material no núcleo.

As terras podem ser:

Terreno radial completo, por exemplo: Ficheiros Profile, GT.

Os defensores de um terreno completo sentem que este desenho mantém a lima centrada de forma eficaz. A força periférica também pode ser adicionada a uma lima aumentando a largura da terra radial.[52]

Terrenos rebaixados, por exemplo: Ficheiros Quantec.

Um terreno rebaixado permite uma menor resistência ao atrito

No entanto, ainda existe alguma controvérsia sobre qual é o melhor tipo de terreno, enquanto os proponentes do. O design da terra K3 é único e aborda o desafio de combinar os pontos fortes centrais e periféricos. A K3, tal como a Profile, é uma lima de três caneluras com três terras. No entanto, duas das terras são largas e rebaixadas, enquanto a terceira é uma terra estreita e completa. O brilho deste design é que a parte aliviada das terras rebaixadas minimiza a resistência enquanto a largura alargada maximiza a força. Para além disso, a combinação das três superfícies mantém a lima centrada no canal. A possibilidade de transportar um canal radicular com uma lima rotativa que tenha uma ponta não cortante e terras radiais é mínima

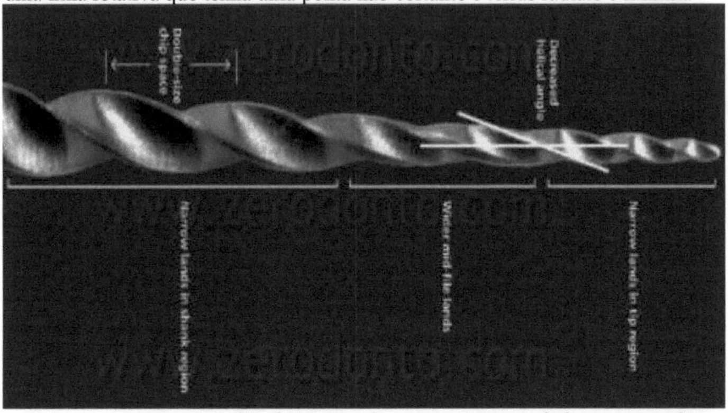

Fig.11: Lima com terras estreitas na região da haste e da ponta e terras mais largas na região central da lima

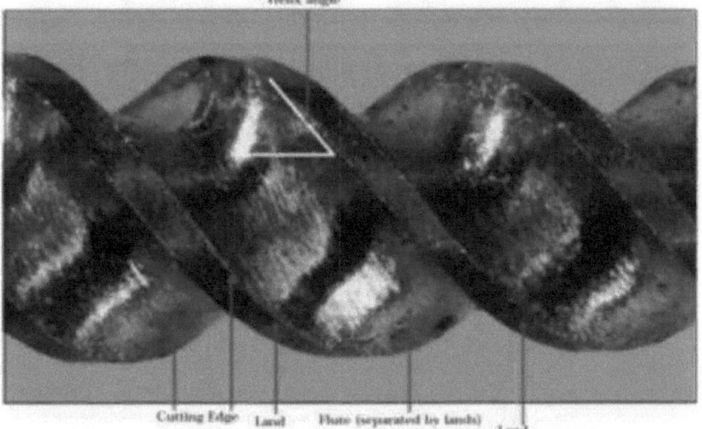


Fig.12: Ficheiro que mostra os terrenos e outras caraterísticas de design.

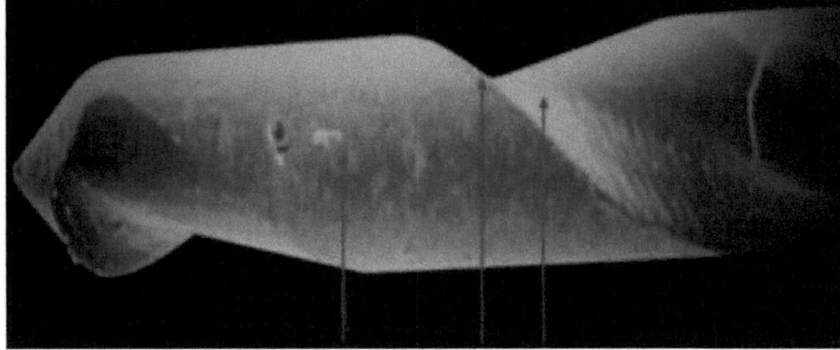

Fig.13: A lima com terra grande ocupa a maior parte da superfície de trabalho e evita que o bordo de ataque se encaixe na superfície do canal.

**Ângulo de inclinação**: No corte perpendicular de uma lima, o ângulo que o bordo de ataque forma com o raio da lima é conhecido como ângulo de ataque. Os ângulos de ataque afectam a eficiência de corte do instrumento. O ângulo de ataque pode ser positivo ou negativo.

**Ângulo de inclinação positivo**: Se formar um ângulo obtuso, o ângulo de inclinação é considerado positivo. Os ângulos de inclinação positivos cortam mais eficazmente do que os ângulos de inclinação neutros e negativos. No entanto, muitos profissionais acreditam que o ângulo de inclinação ideal é, de facto, ligeiramente positivo, mas não excessivamente positivo. Um ângulo de inclinação excessivamente positivo resultará em escavação e arrancamento da dentina. Isto pode levar à separação.

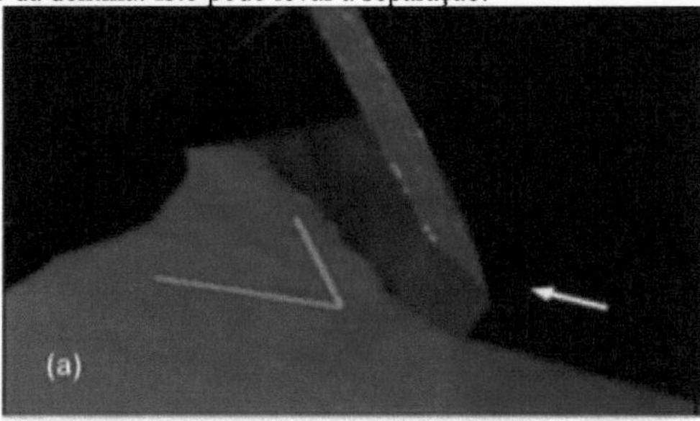


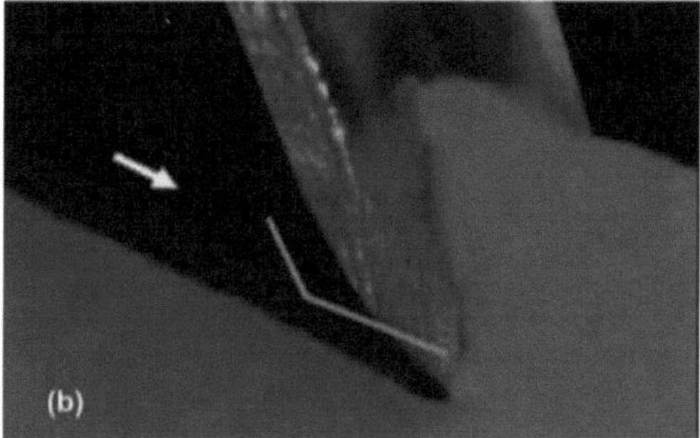


Fig.14 (a,b): Ângulo de inclinação negativo e positivo

**Ângulo de inclinação negativo**: Um ângulo agudo é denominado ângulo de inclinação negativo, que raspa o interior do canal. A maioria das limas endodônticas convencionais utiliza um ângulo de inclinação negativo ou "substancialmente neutro". Um ângulo de ataque negativo é menos agressivo, mas a eficiência de corte de uma lima também pode ser afetada pelo desenho da peça bruta. Por exemplo, a ProTaper tem um ângulo de inclinação negativo, mas devido à sua lâmina K modificada e ao cone progressivo, o instrumento corta de forma muito eficaz.

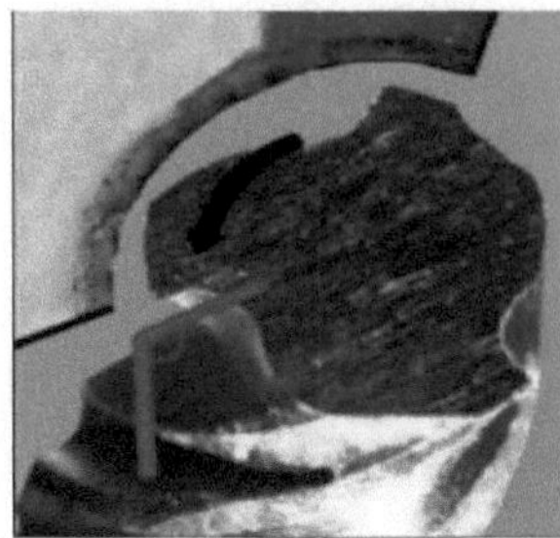

Fig.15(a): Ângulo de inclinação positivo da lima K3

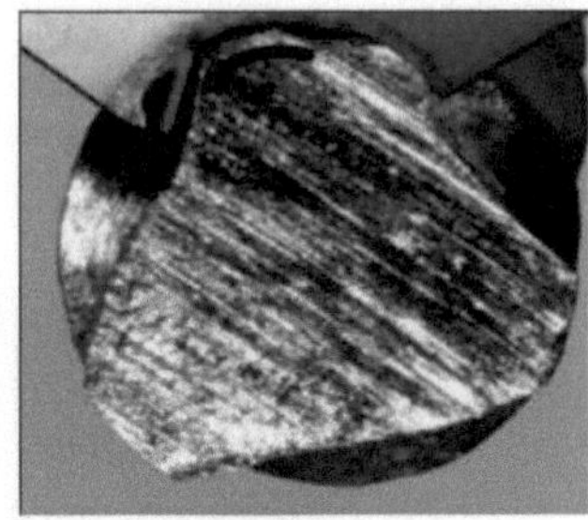

Fig.15(b): Perfil de inclinação negativa ângulo

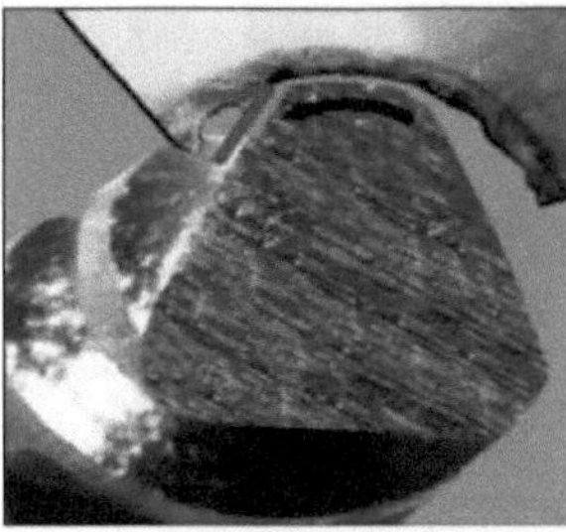

Fig.15(c) Ficheiros GT ângulo de ataque negativo ângulo

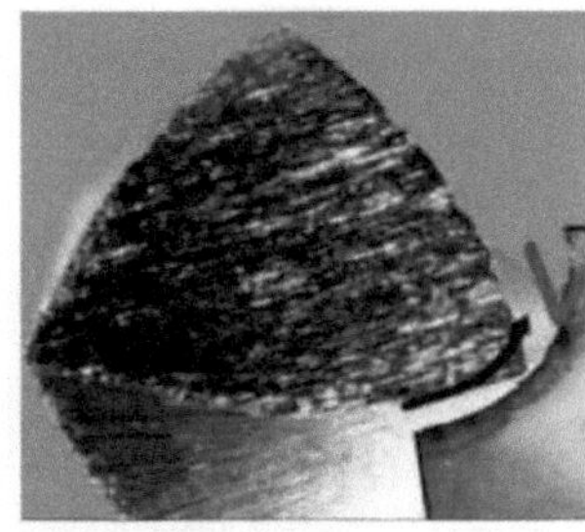

Fig.15(d) Inclinação negativa do escatel ângulo

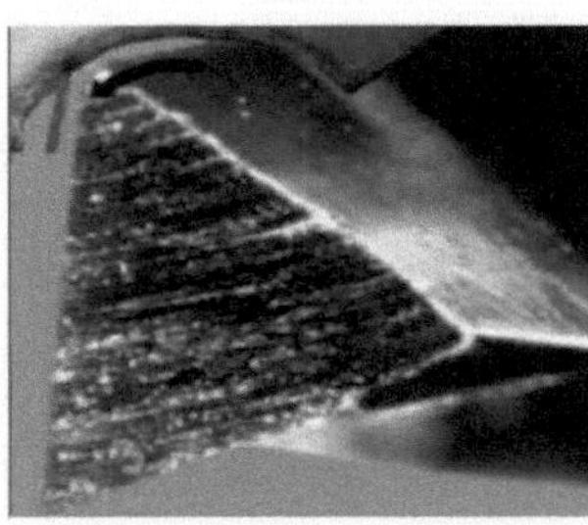

Fig.15(e): Ângulo de ataque negativo da corrida

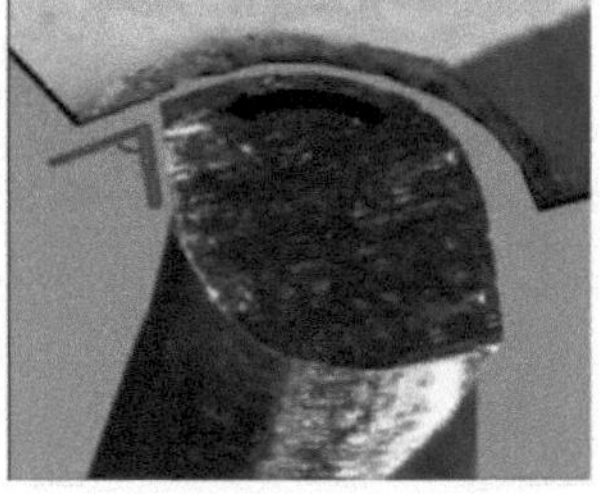

Fig.15(f): Duas inclinações negativas ângulo

**Passo**: O passo é a distância entre uma aresta de corte e a aresta de corte seguinte, ou o passo é o número de espirais ou roscas por unidade de comprimento. De acordo com a distância entre as arestas de corte, o passo pode ser:

- Passo curto
- Passo longo
- Passo variável
- Passo constante

Uma lima com um passo curto terá mais espirais do que uma lima com um passo mais longo. Um passo mais longo e variável pode também ajudar a evitar o aparafusamento. Um passo mais longo reduz o ângulo helicoidal, o que, por sua vez, reduz consideravelmente a aspiração. Os instrumentos de passo curto têm duas vezes mais probabilidades de enroscar do que os instrumentos de passo longo. O aumento do passo também reduz as tensões de torção. Quanto maior for o passo, maior será a flexibilidade.[56]

- Em condições de trabalho, velocidade de rotação e pressão idênticas, um instrumento com um passo longo irá moldar um canal mais rapidamente do que um instrumento com um passo curto. A evacuação de detritos, ou seja, lascas dentinárias, é facilitada pelo passo mais longo porque a evacuação é mais direta,

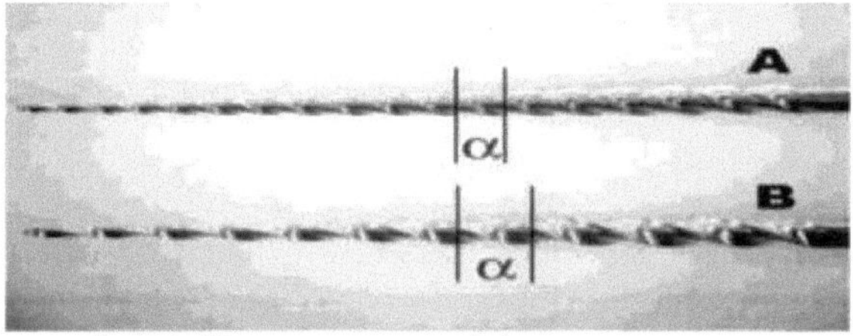


Fig.16: A mostra o passo mais curto, B mostra o passo mais longo.

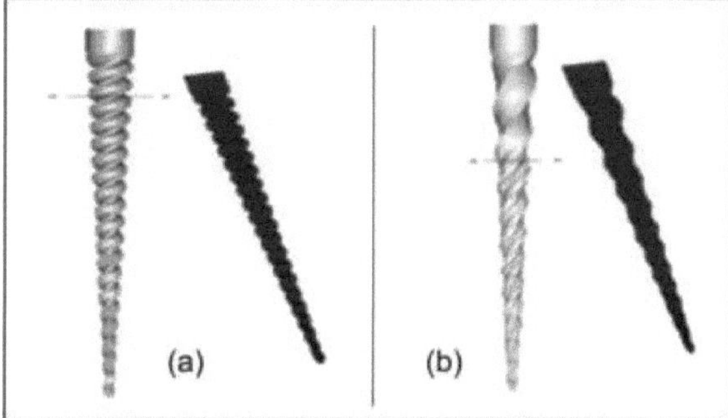


Fig.17 (a): Passo constante, (b) Passo variável.

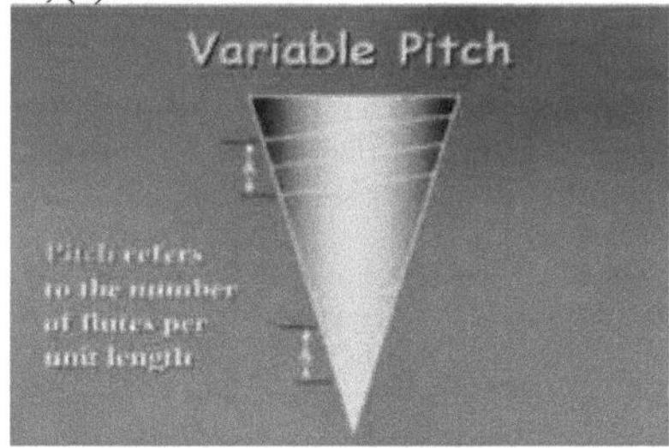


Fig.18: Passo variável

- O fenómeno de enroscamento é reduzido. O comprimento da parte cortante é o segundo parâmetro que pode ser variado para modificar o comportamento do instrumento. Diminuir o comprimento da parte cortante aumenta a flexibilidade. A haste que liga o cabo à parte cortante é mais estreita. O contacto entre a lima e o canal é reduzido e fica limitado à área do canal que está a ser preparada.

**Schafer e Tepel** [56], utilizando instrumentos manuais de aço com diferentes secções transversais, referiram que, em geral, o binário aumentava à medida que o passo diminuía.

Historicamente, os parafusos têm tido um passo constante. O resultado de um passo constante e de um ângulo helicoidal constante é um "puxar para baixo" ou "sugar para dentro" do canal. Isto é particularmente significativo na instrumentação rotativa quando se utilizam limas.

Um estudo mostrou que o aumento do passo diminuía a partilha da carga de torção e a tendência para enroscar. Quanto maior for o passo, mais eficaz é o instrumento.

Sistemas de ficheiros com passo variável: K3, Mtwo, Waveone, Vortex blue, Protaper, Endosequence, Hyflex

CM.

**Ficheiros activos e passivos**

As limas são classificadas como activas ou passivas com base em diferentes caraterísticas de conceção que, isoladamente ou em combinação, aumentam ou diminuem a eficiência de corte de uma lima.

Os ficheiros activos podem ter as seguintes caraterísticas:

o Lâminas de corte activas
o Ângulo helicoidal acentuado
o Sem terras radiais
o Ponta de corte ativa
o Ângulo de inclinação positivo
o Ângulo de corte positivo,

Os vários sistemas de ficheiros activos são: Protaper, Heroshaper, ficheiros K3, Protaper next, one shape, wave one, Endosequence

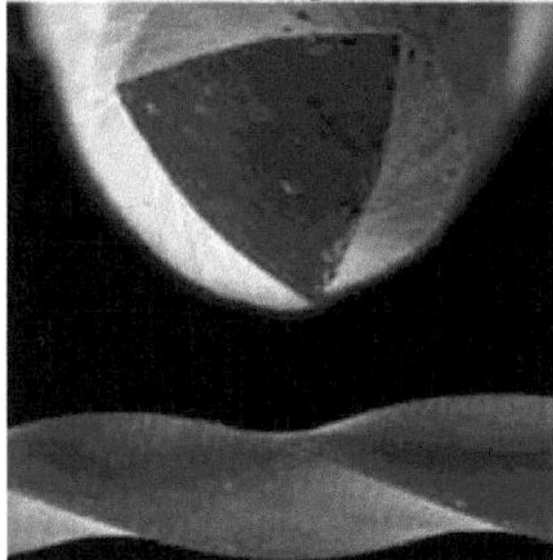

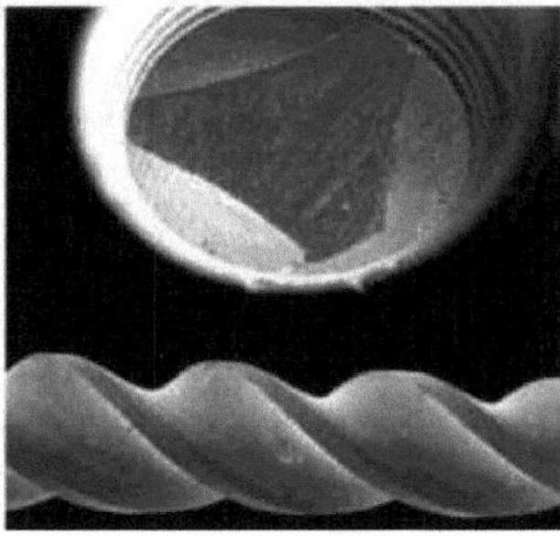

Fig.19: Protaper com de corte activas

Fig.20: Perfil com design passivo (ponta não cortante e terras)

Enquanto os ficheiros passivos têm as seguintes caraterísticas:

o Terrenos radiais largos
o Pontas não cortantes
o Negativo ou neutro ângulo de inclinação
o Ângulo helicoidal raso

Vários sistemas de ficheiros passivos incluem: Ficheiros GT, velocidade da luz LS1, LSx

**CLASSIFICAÇÃO DOS SISTEMAS DE FICHEIROS COM BASE EM GERAÇÕES:**

Em meados da década de 1990, as primeiras limas rotativas de NiTi disponíveis no mercado foram lançadas. Segue-se uma classificação mecânica de cada geração de sistemas de limas. Em vez de identificar a miríade de secções transversais disponíveis, as limas serão caracterizadas como tendo uma ação de corte passiva ou ativa. Para apreciar a evolução dos instrumentos mecânicos de NiTi

**PRIMEIRA GERAÇÃO**

Para apreciar a evolução dos instrumentos mecânicos de NiTi, é útil saber que, em geral, as limas de NiTi da primeira geração têm terras radiais de corte *passivo* e cones fixos de 4% e 6% ao longo do comprimento das suas lâminas activas.

Esta geração de tecnologia exigia várias limas para atingir os objectivos da preparação. Em meados e finais da década de 1990, foram disponibilizadas limas GT *(Dentsply Tulsa Dental Specialties)* que proporcionavam uma conicidade fixa numa única lima de 6%, 8%, 10% e 12%.5 A caraterística de design mais importante da primeira geração de limas rotativas de NiTi eram as terras radiais passivas, que incentivavam a lima a manter-se centrada nas curvaturas do canal durante o trabalho.

**SEGUNDA GERAÇÃO**

A segunda geração de limas rotativas NiTi chegou ao mercado em 2001. A distinção fundamental desta geração de instrumentos é que têm arestas de corte *activas* e requerem menos instrumentos para preparar completamente um canal. Para desencorajar o bloqueio do cone e o efeito de parafuso resultante associado aos instrumentos de corte de NiTi cónicos fixos passivos e activos, o EndoSequence *(Brassler USA)* e o BioRaCe *(FKG Dentaire)* fornecem linhas de lima com pontos de contacto alternados. Embora esta caraterística se destine a atenuar o bloqueio do cone, estas linhas de limas continuam a ter um design cónico fixo nas suas partes activas. O avanço clínico ocorreu quando o ProTaper *(Dentsply Tulsa Dental Specialties)* chegou ao mercado, utilizando múltiplas conicidades percentuais *crescentes* ou *decrescentes* numa única lima. Este

desenho revolucionário, progressivamente cónico, limita a ação de corte de cada lima a uma região específica do canal e permite uma sequência mais curta de limas para produzir com segurança formas Schilderianas profundas.
Durante este período, os fabricantes começaram a concentrar-se noutros métodos para aumentar a resistência à separação das limas. Alguns fabricantes electropoliam as suas limas para remover as irregularidades da superfície causadas pelo processo de retificação tradicional. No entanto, foi clinicamente observado e cientificamente relatado que o electropolimento embota as arestas de corte afiadas. Como tal, as vantagens percebidas do electropolimento foram compensadas pela pressão interna mais indesejável necessária para avançar uma lima até ao comprimento. A pressão interna excessiva, especialmente quando se utilizam limas cónicas fixas, convida ao bloqueio do cone, ao efeito de parafuso e ao binário excessivo numa lima rotativa durante o trabalho. Para compensar as deficiências em geral, ou as ineficiências resultantes do electropolimento, tornaram-se disponíveis mais desenhos de secções transversais e são defendidas velocidades de rotação mais elevadas, mas mais perigosas.

**TERCEIRA GERAÇÃO**

As melhorias na metalurgia do NiTi tornaram-se a marca registada do que pode ser identificado como a 3ª geração de limas de moldagem mecânica. Em 2007, os fabricantes começaram a concentrar-se na utilização de métodos de aquecimento e arrefecimento para reduzir a fadiga cíclica e melhorar a segurança quando os instrumentos rotativos de NiTi trabalham em canais mais curvos.
O ponto de transição de fase pretendido entre a martensite e a austenite pode ser identificado para produzir um metal clinicamente mais ótimo do que o próprio NiTi. Esta 3ª [terceira] geração de instrumentos de NiTi reduz significativamente a fadiga cíclica e, consequentemente, as limas partidas. Exemplos de linhas de marcas que oferecem tecnologia de tratamento térmico são Twisted File *(SybronEndo)*, Hyflex *(Coltene Whaledent)* e GT, Vortex e WaveOne *(Dentsply Tulsa Dental Specialties)*.

**QUARTA GERAÇÃO**

Outro avanço nos procedimentos de preparação do canal utiliza a reciprocidade, que pode ser definida como qualquer movimento repetitivo para cima e para baixo ou para trás e para a frente. Esta tecnologia foi introduzida pela primeira vez no final dos anos 50 pelo dentista francês Blanc. Atualmente, o M4 *(SybronEndo)*, o Endo Express *(Essential Dental Systems)* e o Endo-Eze *(Ultradent)* são exemplos de sistemas que utilizam um movimento em que os graus de rotação no sentido dos ponteiros do relógio (CW) e no sentido contrário ao dos ponteiros do relógio (CCW) são absolutamente iguais. Em comparação com a rotação completa, uma lima recíproca que utiliza um movimento bidirecional igual requer mais pressão para dentro para progredir, não corta tão eficazmente como uma lima rotativa do mesmo tamanho e é mais limitada na remoção de detritos do canal.
A partir destas experiências anteriores, a inovação na tecnologia de reciprocidade levou a uma 4ª geração de instrumentos para moldar canais. Esta geração de instrumentos e tecnologia relacionada cumpriu amplamente a técnica de lima única há muito esperada. A ReDent-Nova *(Henry Schein)* introduziu a lima auto-ajustável (SAF). Esta lima tem um desenho de tubo aberto compressível que, supostamente, exerce uma pressão uniforme sobre as paredes dentinárias.
Outra técnica emergente de lima única é denominada One Shape *(Micro Mega)*, que será mencionada mais adiante nos desenhos de 5ª geração. De longe, o conceito mais popular de lima única é denominado WaveOne *(Dentsply Tulsa Dental Specialties e Maillefer)* e Reciproc *(VDW)*. A WaveOne representa uma convergência das melhores caraterísticas de design da 2ª e 3ª gerações de limas, juntamente com um motor recíproco que acciona qualquer lima em ângulos bidireccionais *desiguais*. Este novo movimento recíproco permite que uma lima progrida mais rapidamente, corte de forma eficiente e retire eficazmente os detritos do canal.

**QUINTA GERAÇÃO**

A 5ª geração de limas de moldagem foi concebida de modo a que o centro de massa e/ou o centro de rotação sejam deslocados.
Em rotação, as limas que têm um desenho deslocado produzem uma onda mecânica de movimento que se desloca ao longo do comprimento ativo da lima. Tal como o desenho cónico de percentagem progressiva de qualquer lima ProTaper, este desenho de desvio serve para minimizar ainda mais o contacto entre a lima e a dentina. Além disso, um desenho deslocado melhora a broca de detritos para fora de um canal e melhora a flexibilidade ao longo da parte ativa de uma lima PTN. Exemplos comerciais de marcas de limas que oferecem variações desta tecnologia são Revo-S, One Shape *(Micro Mega)* e ProTaper Next *(Dentsply Tulsa Dental Specialties/Dentsply Maillefer)*. Atualmente, os sistemas de limas mais seguros, mais eficientes e mais simples utilizam as caraterísticas de design mais comprovadas do passado, juntamente com os avanços tecnológicos mais recentes atualmente disponíveis.

**Caraterísticas de conceção de diferentes sistemas de limas rotativas**

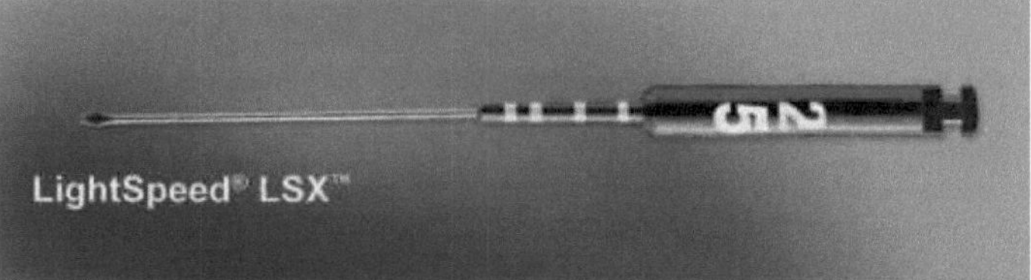


**Lightspeed e Lightspeed LSX Instrument (Sybron Endo):**

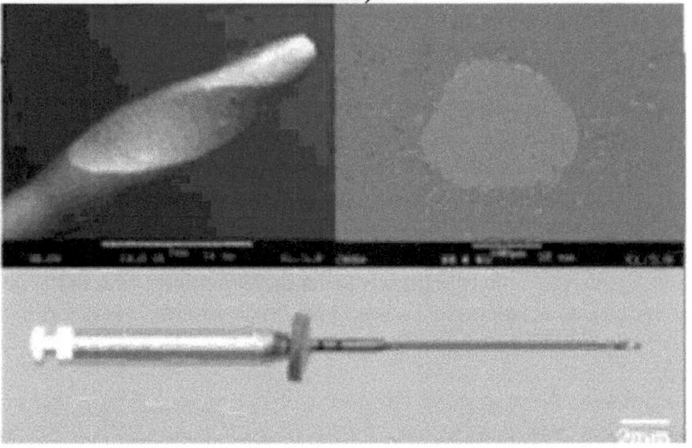

Fig.21: O instrumento de velocidade da luz.

A lima LightSpeed, desenvolvida pelo Dr. Steve Senia e pelo Dr. William Wildey no início dos anos 90 e atualmente também conhecida como *LS1,* foi introduzida como um instrumento diferente de todos os outros devido à sua haste longa e fina não cortante e à parte cortante anterior curta. Os mesmos princípios de design aplicam-se ao instrumento LSX recentemente desenvolvido.

1. De conceção semelhante à broca Gates Glidden, apenas a ponta do instrumento corta.
2. Incidência mínima de fratura e, quando esta ocorre, é na parte superior da haste do instrumento, pelo que é fácil de remover.
3. O antecessor deste instrumento chamava-se sistema Canal Master U e era fabricado em aço inoxidável.
4. Um conjunto completo consiste em 25 instrumentos LightSpeed LS1 nos tamanhos #20 a #100, incluindo meias medidas (por exemplo, 22,5, 27,5); LSX não tem meias medidas, e um conjunto inclui os tamanhos #20 a #80.
5. As secções transversais das peças de corte LightSpeed LS1 mostram três escavações redondas, o design em forma de U comum a muitos instrumentos NiTi anteriores, enquanto o LSX tem a forma de um cinzel plano em secção transversal.
6. Devido ao veio fino e não cortante, ambos os tipos de instrumentos LightSpeed são consideravelmente mais flexíveis do que qualquer outro instrumento no mercado. Além disso, a fadiga cíclica é menor do que em todos os outros instrumentos, permitindo a utilização de velocidades de rotação mais elevadas.
7. Todos os instrumentos Light Speed possuem uma ponta não cortante que ajuda a reduzir a incidência de erros de transporte e preparação do canal. A perda de comprimento de trabalho também foi mínima.

**Perfil (Dentsply Tulsa Dental)**

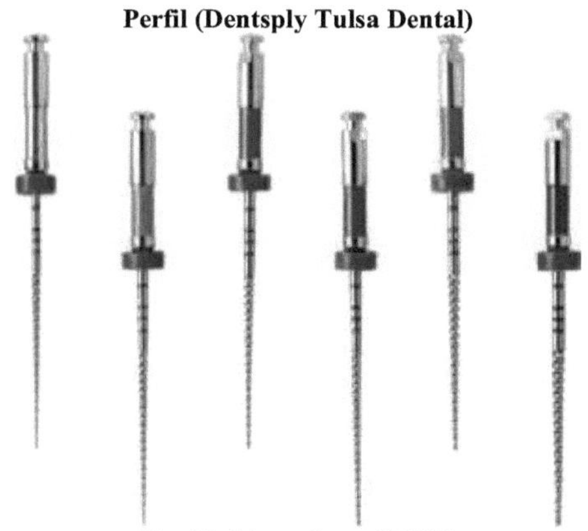

Fig. 22: Limas de perfil NiTi

**Desenho da ponta**: Uma ponta sem ângulos de linha de transição acentuados permite ainda que o instrumento permaneça centrado em torno da curvatura do canal, eliminando virtualmente a formação de saliências.

**Conicidade**: Os perfis foram introduzidos em 1993 com um cone constante de 0,04, enquanto os instrumentos com um cone de 0,06 foram adicionados mais tarde.

**Terra radial:** As caneluras dos instrumentos ProFile têm terras radiais que cortam a dentina radicular com um ângulo de inclinação neutro, aplainando as paredes suavemente e minimizando o transporte do canal.

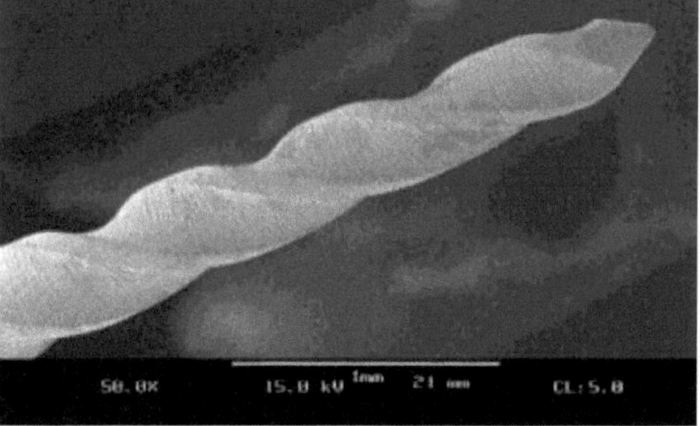

Fig.23: Imagem SEM do instrumento Profile mostrando as terras radiais e a ponta segura.

As ranhuras são cortadas profundamente no núcleo desde a ponta até à haste, permitindo uma maior flexibilidade em diâmetros de secção transversal maiores, ao mesmo tempo que permitem a remoção de maiores quantidades de detritos.

**Torque**: A velocidade de rotação recomendada para estes instrumentos, independentemente da linha de produtos, é de 150-300 RPM.300RPM, permitindo que o instrumento progrida passivamente no canal

**Secção transversal**: A secção transversal do instrumento é referida como um desenho de lâmina em U e, por conseguinte, tem capacidade de corte passivo. A configuração em forma de U aumenta eficazmente os detritos coronalmente e para fora do canal durante a utilização clínica.

**ProFile Série 29:** Os instrumentos rotativos de níquel-titânio originais da Tulsa Dental. Estes instrumentos são fabricados de acordo com a norma da Série 29, o que significa que apresentam um aumento constante de 29% no diâmetro da ponta entre os tamanhos de lima. O aumento constante da percentagem oferece um alargamento suave e progressivo do canal.

**Pro system GT (Dentsply Tulsa Dental)**

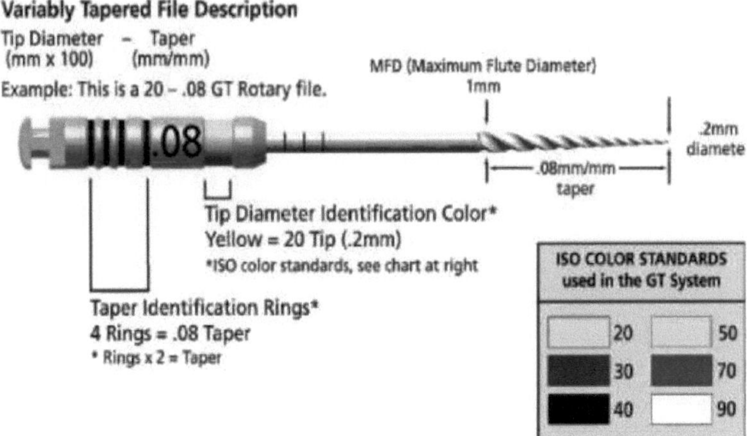


Fig24: Código de identificação do ficheiro rotativo GT e geometria do ficheiro

**Secção transversal:** A lima tem as tradicionais ranhuras em forma de U para levantar os detritos coronalmente.

**Desenho da ponta:** As limas GT têm uma geometria de ponta arredondada passiva que reduz drasticamente as hipóteses de formação de saliências apicais. Devido a esta geometria de ponta dos instrumentos GT, a moldagem incorrecta dos canais radiculares num comprimento inferior ao comprimento total não provocará a formação de saliências.

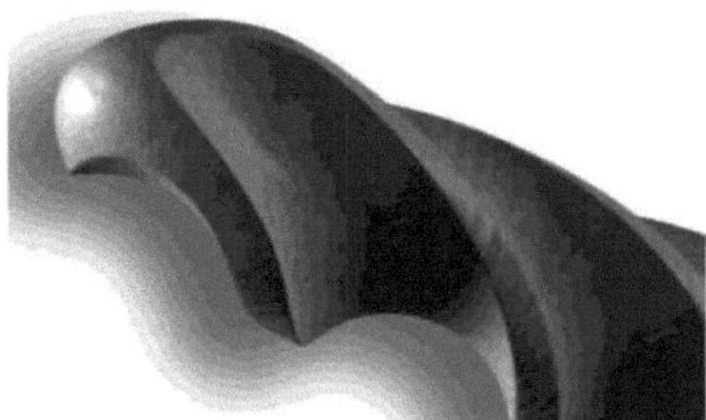

Fig.25: Geometria da ponta de uma lima rotativa GT com ponta arredondada e caneluras aterradas.

**Desenho da flauta:** As flautas de corte dos instrumentos GT são pousadas, o que aumenta a segurança nas regiões apicais dos canais. Devido a este desenho da flauta, é muito menos provável que as flautas aterradas transportem os caminhos do canal para o exterior de uma curvatura apical do canal, permitindo que estes instrumentos sejam levados para além do terminal apical, por acidente ou intencionalmente, sem rasgar o forame apical.

**Passo**: Os instrumentos GT têm flautas de passo variável, o que significa que os ângulos de flauta, relativamente ao eixo longo da lima, são diferentes ao longo do seu comprimento. Os instrumentos GT têm os ângulos de flauta mais abertos na extremidade da haste dos instrumentos e os ângulos mais apertados nas suas regiões de ponta. Este facto proporciona várias vantagens funcionais. Em primeiro lugar, o aperto dos ângulos de flauta nas regiões das pontas proporciona resistência e diminui as tensões de torção nos diâmetros mais pequenos e mais frágeis. Em segundo lugar, os ângulos mais abertos na parte mais forte da haste da lima eliminam a tendência da lima para se enroscar no canal durante a utilização, permitindo também uma maior capacidade de corte na região mais forte da haste, onde é necessário remover mais dentina.

**Conicidade:** Três tamanhos diferentes de pontas ISO #20, #30 e #40 que correspondem a canais pequenos, médios e grandes Os instrumentos GT estão disponíveis em quatro categorias básicas de tamanhos, a Série 20, a Série 30, a Série 40 e a Série 0.12 Accessory. As limas GT das Séries 20, 30 e 40 têm a mesma gama de cones, 0,04, 0,06, 0,08 e 0,10 mm/mm em cada conjunto de limas, mas variam de acordo com os diâmetros de ponta designados.

**Torque**: Os instrumentos GT são utilizados colocando o instrumento giratório (normalmente a 300 r.p.m.) no canal até que as flautas de corte entrem em contacto com as paredes do canal.[14]

**Biorace (FKG Dentaire)**

**Desenho da ponta**: A ponta de segurança não cortante reduz as probabilidades de transporte do canal e de formação de saliências apicais.

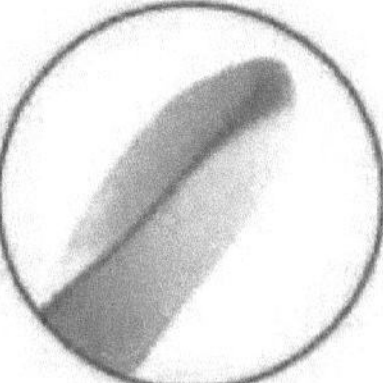

Fig 26 Ponta não cortante da lima Biorace

**Bordos de corte alternados** A alternância dos bordos de corte reduz a área de contacto entre a lima e a dentina, reduzindo assim o efeito de "sucção" ou "aparafusamento".

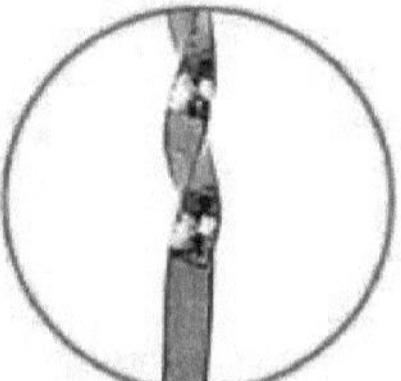

Fig 27 Arestas de corte alternativas

**Secção transversal**: A secção transversal triangular permite um corte eficaz.

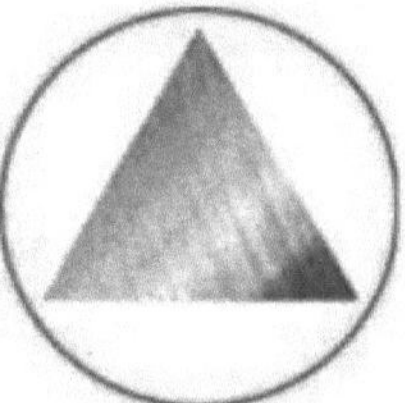

**Fig**. 28: Secção transversal triangular

**Metalurgia:** Tratamento eletroquímico da superfície.

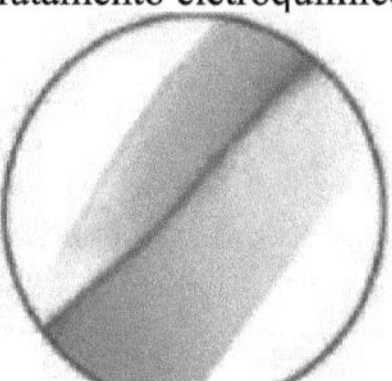

Fig.29: Biorace após tratamento eletroquímico da superfície.

**Velocidade de rotação:** A velocidade de rotação recomendada é de 500-600 RPM.

**Pathfile (Dentsply mallefer)**

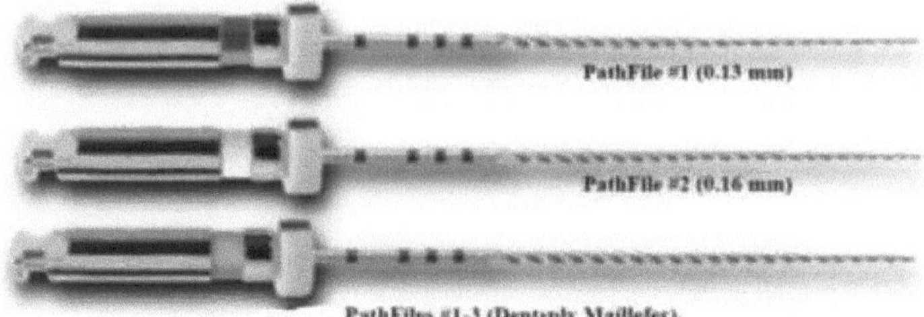


Fig.30: Ficheiros de caminho

Os PathFiles são constituídos por três instrumentos rotativos com as seguintes caraterísticas

**Desenho da ponta:** A ponta é arredondada e não cortante para evitar saliências e fechos.

O diâmetro da ponta para os três PathFiles é de 0,13, 0,16 e 0,19 mm, respetivamente. O aumento gradual do diâmetro da ponta (menos de 30%) facilita a progressão das limas sem necessidade de utilizar uma forte pressão axial.

**Secção transversal e capacidade de corte:** As PathFiles têm uma secção transversal quadrada. Esta secção é fácil de fabricar com um desenho essencial que foi utilizado e testado durante muito tempo em limas manuais. Esta secção transversal robusta aumenta a resistência das PathFiles aos esforços de torção, apesar do seu pequeno diâmetro e da sua conicidade. Os quatro ângulos de corte aumentam a eficácia das PathFiles mesmo em canais calcificados e longos.

**Passo:** A distância entre duas lâminas seguintes foi optimizada para aumentar a força dos instrumentos.

**Conicidade:** A flexibilidade é reforçada pela baixa conicidade de .02 das limas, que também é responsável pela elevada resistência da PathFile às tensões de flexão.

**Sistema de ficheiros Quantec (Sybron Endo)**

**Conicidade:** As conicidades das limas de 0,02 a 0,06 são incorporadas para maximizar a eficiência do corte e minimizar a tensão no instrumento. As conicidades crescentes alteram o ponto em que a lima encaixa na parede do canal.

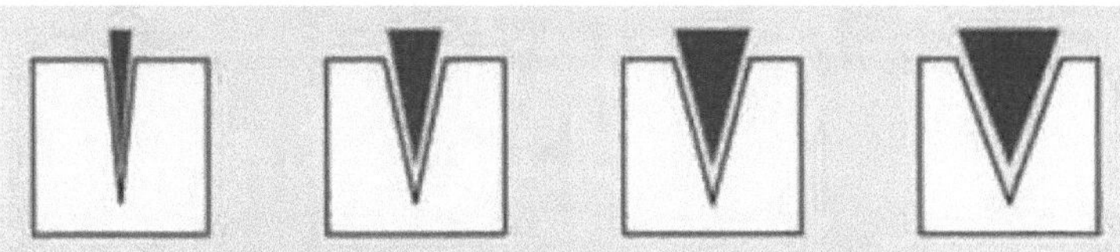

Fig.31: Sistema Quantec com cones graduados

**Geometria da ponta**

estão disponíveis duas geometrias:

LX Non-Cutting - A ponta piloto LX mantém um eixo central e desvia-se em torno de curvaturas severas. Ideal para:

- Casos de rotina
- Curvaturas severas
- Regiões apicais delicadas

SC Safe-Cutting - O Quantec SC possui uma ponta de negociação que corta à medida que se move apicalmente, seguindo as trajectórias do canal e minimizando o stress. Ideal para:

- Canais pequenos e apertados
- Canais calcificados
- Canais obstruídos

**Velocidade de rotação**: A velocidade de rotação recomendada para todos os instrumentos é de 340 RPM.

**Desenho da flauta**

Corta a dentina - A lima Quantec tem um ângulo de corte ligeiramente positivo que raspa, em vez de raspar a dentina.

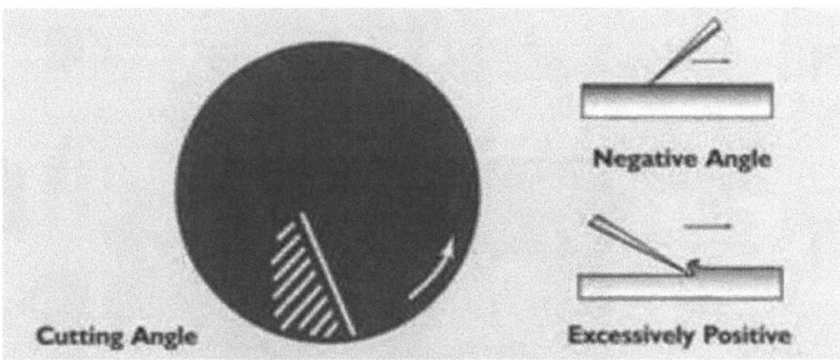

Fig. 32: Ângulo de corte da lima Quantec

Remoção de detritos - O ângulo helicoidal da flauta está configurado de forma ideal para canalizar rápida e eficazmente os detritos para fora do canal.

Resistência da lima - A parte cortante da lima é suportada por uma maior massa que reforça a lima e diminui o risco de quebra.

Redução do atrito rotacional - Ao rebaixar as grandes superfícies radiais atrás da lâmina, o atrito rotacional é bastante reduzido.

**FlexMaster (VDW)**

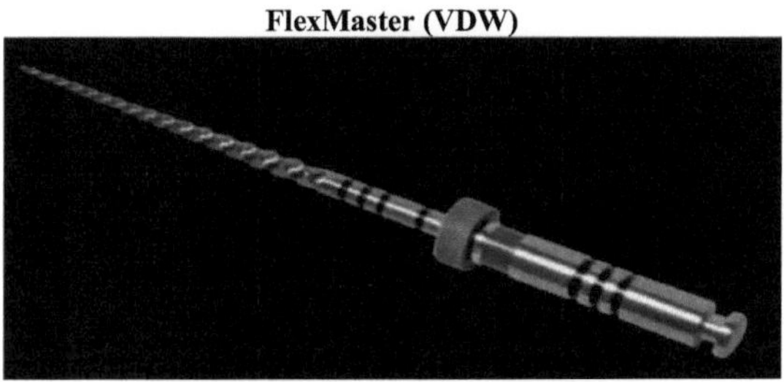
Fig.33: Ficheiro Flex Master

**Secção transversal**: As secções transversais têm uma forma triangular, com arestas de corte e sem superfícies radiais

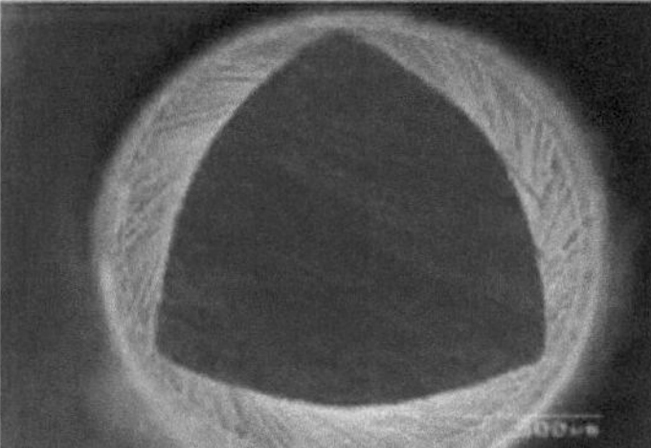
Fig.34: Flex Master com secção transversal triangular

**Cone**: Também possui cones de .02, .04 e .06. Isto permite uma núcleo do instrumento relativamente sólido e excelente capacidade de corte.

**Desenho da ponta**: As limas FlexMaster têm pontas arredondadas e passivas; os diâmetros das pontas são de 0,15 a 0,7 mm para instrumentos de tamanho .02 e de 0,15 a 0,4 mm para limas de tamanho .04 e .06.

**Conicidade:** As limas FlexMaster estão disponíveis nos cones .02, .04, .06 e .11

1) .11 para a Intro File, para alargamento cónico do orifício do canal radicular, substitui 2 ou 3 alargadores Gates

2) .04 e .06 utilizados para a fase de descida da coroa

3) .02 para uma ampliação apical segura

**Velocidade de rotação:** Recomenda-se uma rotação constante de aproximadamente 300 rpm.

**Ficheiros G (Micro mega)**

**Conicidade**: a conicidade ligeira de .03 e os pequenos diâmetros dos instrumentos (n° 12 e n° 17) oferecem uma flexibilidade superior à lima.

**Velocidade de rotação**: a velocidade recomendada é de 400 rpm - Binário máximo:

1,2 N.cm

**Sugestão:** Sugestão (de segurança) não funcional.

Non-working Tip

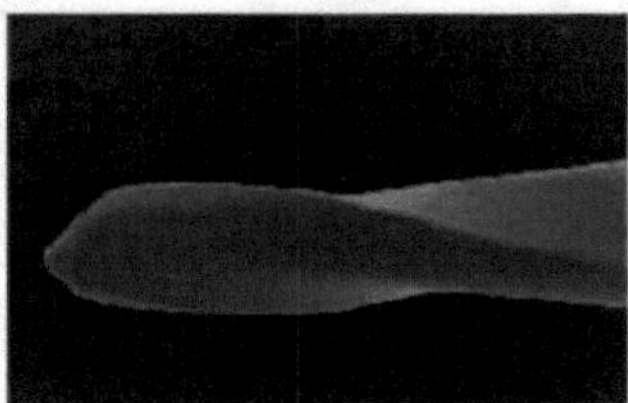

Fig.35: Ponta não cortante de G-Files

**Metalurgia**: Electro-polido para otimizar a sua eficiência na progressão apical, ao mesmo tempo que ajuda na remoção de detritos para cima.

**Secção transversal**: A secção transversal varia ao longo do comprimento do instrumento.

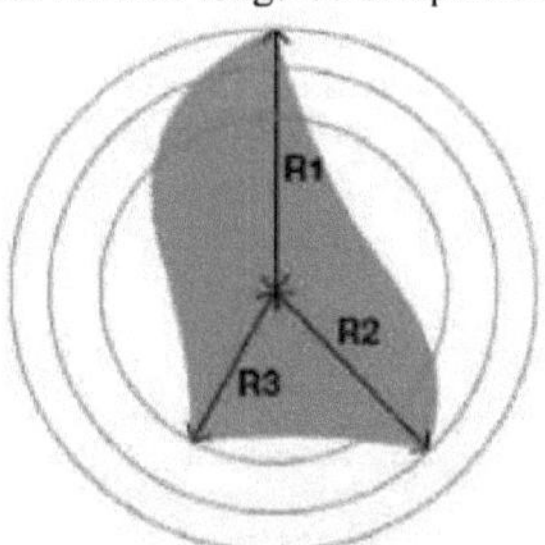


Fig.36: Secção transversal do G-Files

As 3 arestas de corte encontram-se em 3 raios diferentes relativamente ao eixo do canal.

- Mais espaço para uma melhor eliminação dos detritos.
- Excelente ação de corte.

Protocol for use

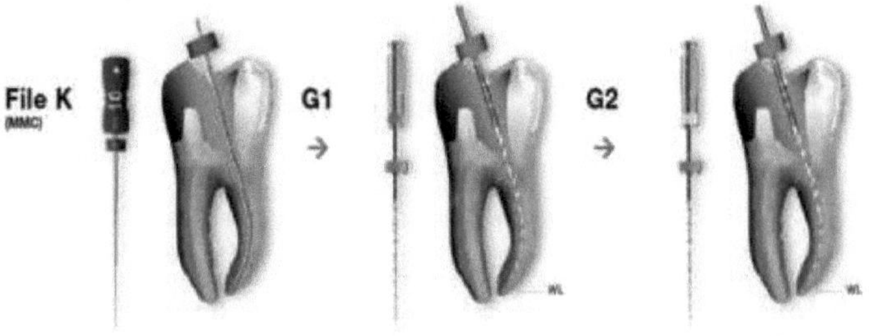


Fig.37: Protocolo de utilização dos ficheiros G

**Sistema rotativo Mtwo NiTi**

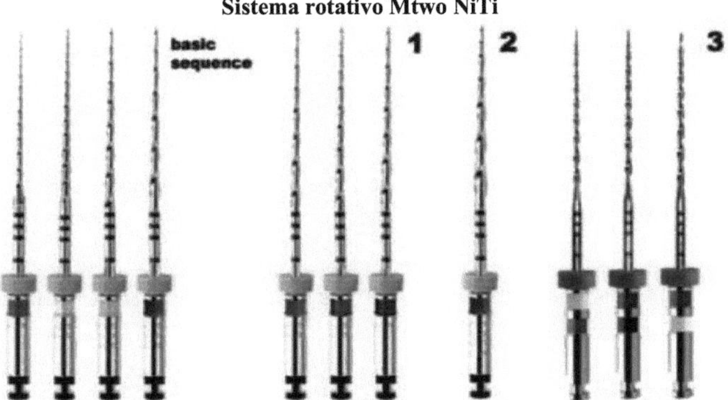


Fig.38: Sistema de ficheiros Mtwo

**Design da ponta**: A ponta não é cortante, o que reduz as probabilidades de saliência e transporte.

**Secção transversal:** A secção transversal da Mtwo é um "S itálico" com duas lâminas de corte.

**Ângulo de inclinação:** O ângulo de inclinação é uma das medidas mais eficazes nos instrumentos rotativos de NiTi, aumentando a eficiência de corte deste instrumento

**Ângulo helicoidal**: O ângulo helicoidal dos instrumentos Mtwo é variável e específico para as diferentes limas. O ângulo helicoidal é mais aberto (maior) para os tamanhos maiores (menos caneluras para o comprimento do instrumento) e diminui para os tamanhos mais pequenos (mais caneluras). Isto determina uma maior eficiência de corte para os tamanhos maiores e uma maior resistência mecânica juntamente com uma tendência para avançar no canal para os tamanhos mais pequenos

As caneluras são mais profundas da ponta para o cabo.

**Velocidade de rotação:** Os instrumentos rotativos Mtwo NiTi são utilizados a 300 rpm.

**PROTAPER (Dentsply Tulsa Dental)**

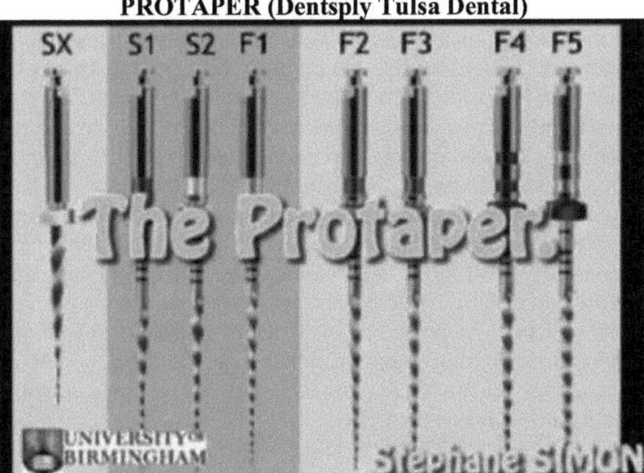


Fig.39: Sistema de ficheiros Protaper

**Secção transversal**: Secção transversal triangular convexa que reduz a área de contacto entre a lima e a dentina

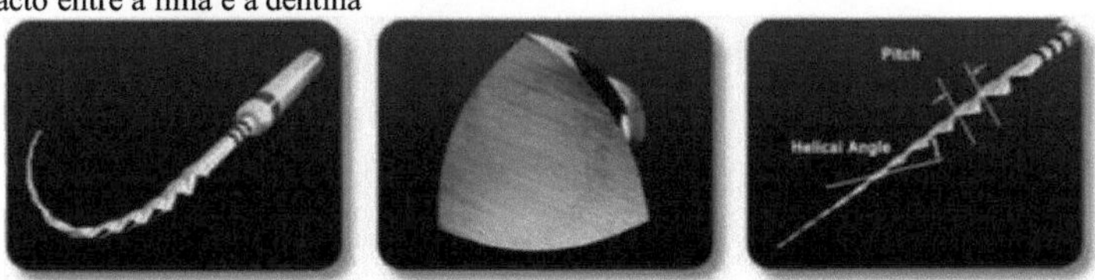


Fig.40: Secção transversal e desenho da flauta do Protaper.

O instrumento está disponível em 6 tamanhos (3 limas de modelação e 3 limas de acabamento):

**A. Ficheiro SX:**
**Tamanho da ponta** = 0,19 mm
**Conicidade** = D0 a D9: Aumento da conicidade de 0,19 mm para 1,1 mm
D9 a D14: Uma redução do cone para aumentar a flexibilidade
**B. Ficheiro S1:**
**Tamanho da ponta** = 0,185 mm
**Conicidade** = D0 a D14: Aumento da conicidade de 0,185 a 1,2 mm de forma variável ao longo do comprimento da lima (conicidade cada vez maior)
**C. Ficheiro S2:**
**Tamanho da ponta** = 0,20 mm
**Conicidade** = D0 a D14: Aumento da conicidade de 0,02 a 1,1 mm de forma variável ao longo do comprimento da lima (conicidade cada vez maior)
**D. Ficheiro F1:**
**Tamanho da ponta** = 0,2 mm
**Cone** = D0 a D3: Aumento do cone igual a 0,07 mm/mm
D3 a D14: Uma redução do cone para aumentar a flexibilidade
**E. F2 Ficheiro:**
**Tamanho da ponta** = 0,25 mm
**Cone** = D0 a D3: Aumento do cone igual a 0,08 mm/mm
D3 a D14: Uma redução do cone para aumentar a flexibilidade
**F. F3 Ficheiro:**
**Tamanho da ponta** = 0,3 mm
**Cone** = D0 a D3: Aumento do cone igual a 0,09 mm/mm
D3 a D14: Uma redução do cone para aumentar a flexibilidade
**Conicidade**: Conicidade variável ao longo do comprimento de cada instrumento. As limas de modelação ProTaper têm cones percentuais cada vez maiores ao longo do comprimento das suas lâminas, enquanto as limas de acabamento ProTaper têm cones percentuais cada vez mais pequenos de D4-D14. Esta caraterística de desenho aumenta a flexibilidade e, mais importante ainda, diminui a tensão de fricção e o potencial de quebra da lima. Os instrumentos de conicidade fixa são muitas vezes utilizados numa ação de bicar ou bombear para evitar serem inadvertidamente puxados para dentro do canal. Pelo contrário, uma lima de modelagem progressivamente cónica envolve uma zona mais pequena de dentina e é utilizada com uma ação de escovagem lateral sem praticamente nenhuma pressão apical. É importante salientar que este método de utilização reduz o potencial de bloqueio do cone, a tensão de torção e o potencial de fratura.
**Desenho da flauta**: Ângulo de inclinação e de hélice equilibrado para evitar que os instrumentos se enrosquem no canal e um ângulo e inclinação helicoidais em constante mudança ao longo das suas lâminas activas. Quando utilizadas de acordo com as instruções, estas caraterísticas de design aumentam a eficiência de corte, melhoram a remoção de detritos do canal e, o que é mais importante, reduzem a possibilidade de qualquer lima se enroscar inadvertidamente no canal. As limas F3, F4 e F5 têm ranhuras em U para maior flexibilidade.
Velocidade de rotação: a velocidade de rotação recomendada é de 300 RPM.
**Desenho da ponta:** Ponta parcialmente ativa que corta à medida que se move apicalmente.[15]
**Endosequência (Real World Endo, Brasseler USA)**

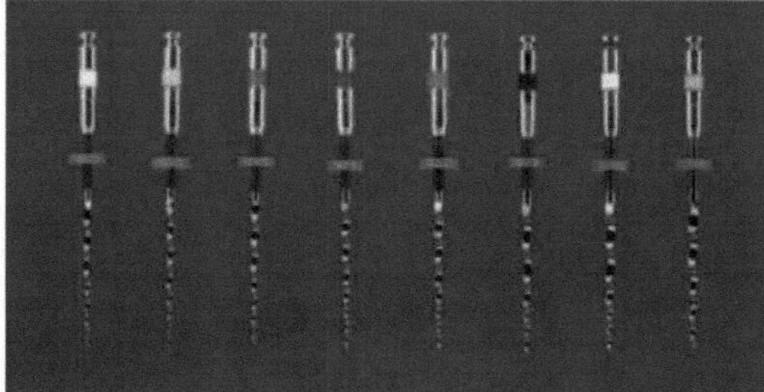

Fig.41: Sistema de ficheiros Endosequence

**Desenho da ponta**: A lima EndoSequence tira partido de uma ponta de precisão. Uma ponta de precisão é definida como uma ponta não cortante que fica totalmente engatada a 1 mm da ponta (D-1). Este desenho permite que o instrumento seja simultaneamente seguro e eficiente.

**Pontos de contacto alternados**: Reduz os requisitos de binário e mantém a lima centrada no limite do seu contacto com as paredes dentinárias (reduzindo assim o binário) e, simultaneamente, promove o desengate.
**Terrenos radiais:** A lima EndoSequence tem uma eficiência de corte soberba. Isto é o resultado do seu design de escareador (ausência de terras radiais) combinado com o electropolimento que resulta em arestas extremamente afiadas. Para além disso, possui um grande espaço para as aparas que permite uma excelente remoção dos resíduos.
**Velocidade de rotação**: O intervalo ideal para o ficheiro EndoSequence é entre 500 rpm e 600 rpm.
**Electro-polimento:** Tratamento eletroquímico após o fabrico que resulta numa superfície polida lisa. Acredita-se que isto promova uma melhor resistência à fadiga. O electropolimento pode ter efeitos benéficos no prolongamento da vida útil à fadiga dos instrumentos endodônticos rotativos de NiTi. É provável que os benefícios do electropolimento sejam causados por uma redução das irregularidades da superfície que servem como pontos de concentração de tensão e de iniciação de fissuras. Além disso, a criação de um acabamento superior (como resultado do electropolimento) manterá o bordo do instrumento mais afiado, mais fácil de limpar e mais durável.
**Desenho da flauta:** A lima EndoSequence utiliza um passo variável e ângulos helicoidais variáveis. A lima de passo variável diminui a tendência para a sucção, especialmente em limas com conicidade .06 ou superior. Os ângulos helicoidais, definidos como o ângulo em que as flautas intersectam o eixo longo da lima, determinam a remoção de detritos à medida que a lima se move apicalmente. Os ângulos helicoidais constantes podem levar à acumulação de detritos, o que aumenta a exigência de binário e pode levar à separação da lima. Os ângulos helicoidais variáveis ajudam a mover os detritos coronalmente para fora do canal
**Conicidade**: O cone é constante.[59]

**Sistema de ficheiros $K^3$ (Sybron Endo)**

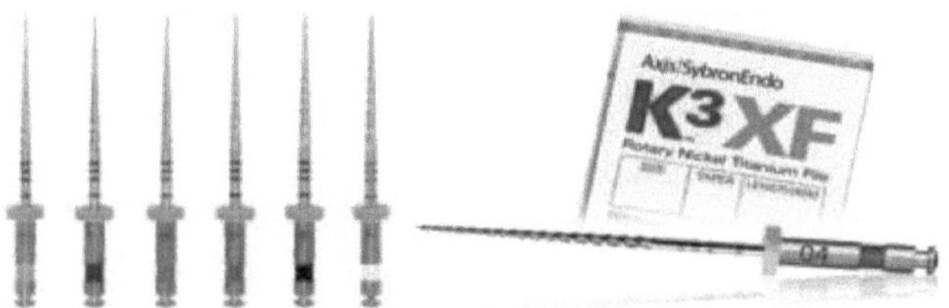


Fig.42: Sistema de ficheiros K3

**Ângulo de inclinação positivo:** Melhora a eficiência de corte da lima.
**Ângulo de flauta helicoidal** variável, O ângulo de flauta helicoidal variável elimina a tendência da lima para se enroscar no canal durante a utilização, permitindo também uma maior capacidade de corte na região da haste mais forte, onde é necessário remover mais dentina.
**Terreno radial**: As terras radiais largas proporcionam resistência periférica e apoio à lâmina para resistir a tensões de torção e rotação.
O sistema de ficheiros K3 tem um diâmetro de núcleo variável,
**Velocidade de rotação**: A velocidade de rotação ideal é de 300 RPM.
**Desenho da ponta e conicidade**: Ponta segura As limas de modelação do canal são disponíveis com um cone fixo de .02, .04 ou .06.

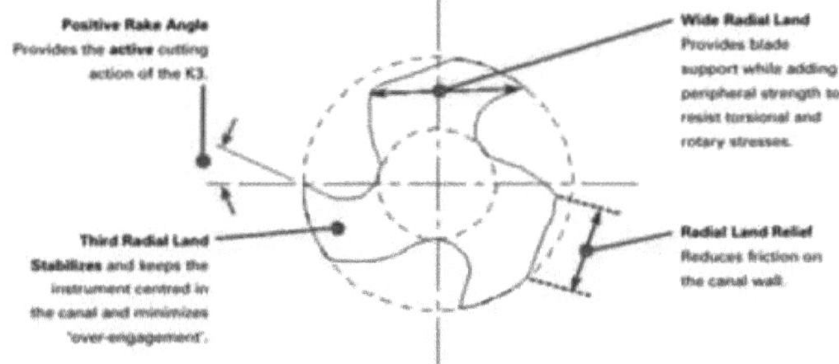


Fig.43: Caraterísticas dos ficheiros K3

**Hy flex CM (coltene whaledent)**

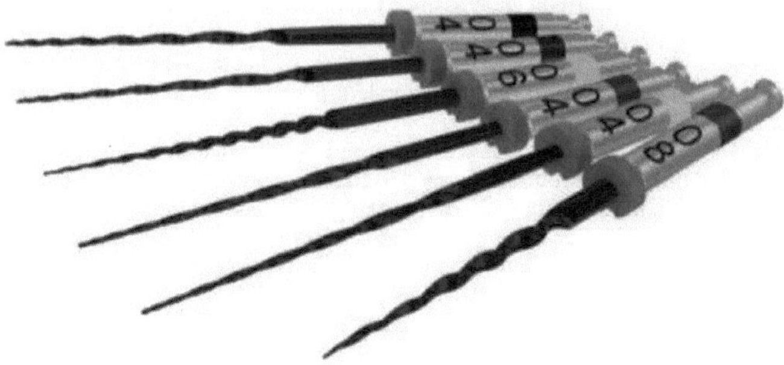

Fig.44: Ficheiros Hyflex CM

**Ângulo de inclinação**: Ângulo de inclinação positivo (exceto no caso do orifício de abertura neutro) para propriedades de corte eficientes.
**Terrenos radiais**: Sem terras radiais
- Maior flexibilidade e minimização do binário
**Metalurgia**: Memória controlada que torna a lima extremamente flexível sem ressalto, proporcionando um seguimento superior do canal.
**Velocidade de rotação**: É necessária a utilização de uma peça de mão de velocidade lenta.
Utilizar a peça de mão a 500 rpm. A definição de binário recomendada é de até 2,5 N^cm (25 mN-m)

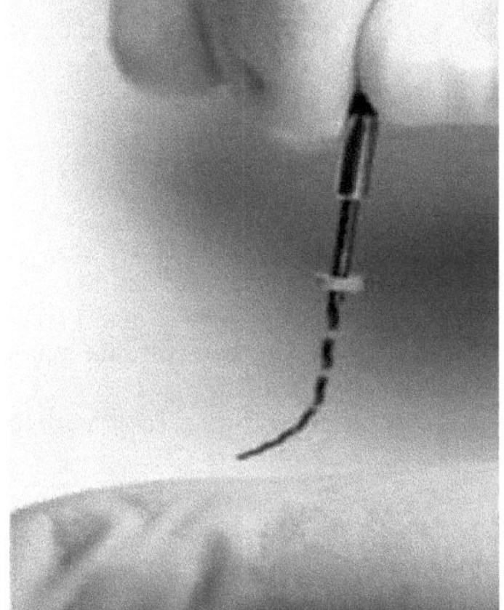

Fig.45: Memória controlada do ficheiro Hyflex

**Design da flauta**: o passo é variável, o que proporciona uma excelente flexibilidade, resistência da ponta e transporte de detritos.
Recupera a forma após a esterilização

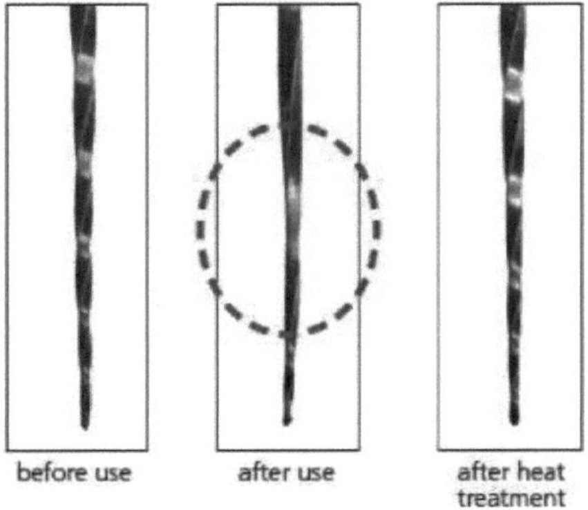


Fig.46: Hyflex recupera a sua forma após tratamento térmico

**Vortex blue (Dentsply Tulsa Dental specialities)**

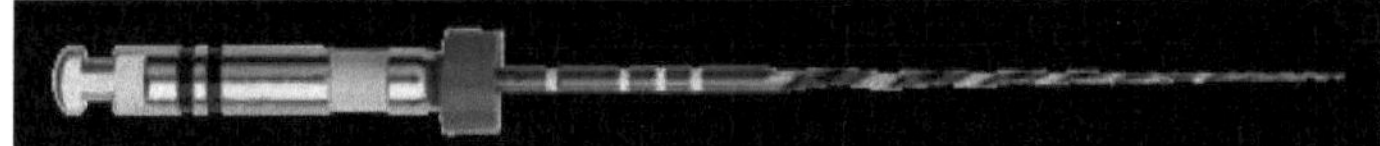

Fig. 47(a) : Ficheiros Vortex Blue

**Tratamento da superfície:** O processo patenteado das limas rotativas Vortex Blue reduz a memória de forma. Uma vez no canal, as limas Vortex Blue seguem a curvatura natural do dente.

**Cone:** Cones constantes disponíveis em .04 e .06 com lâmina de corte ativa

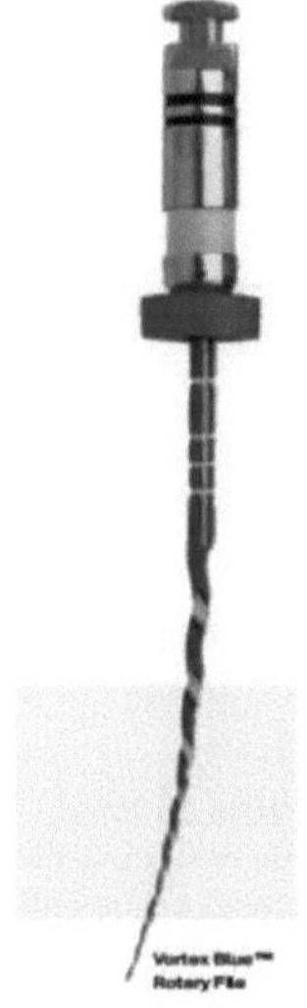

Fig.47(b) : Ficheiros Vortex Blue

**Secção transversal**: Secção transversal triangular
**Desenho da ponta**: Ponta de segurança
**Desenho da flauta**: Ângulo helicoidal variável patenteado. O ângulo helicoidal mais baixo (menos caneluras) na parte coronal da lima facilita a remoção eficaz de detritos e o ângulo helicoidal mais elevado (mais caneluras) na parte apical da lima facilita o aumento da resistência
**Velocidade de rotação**: A velocidade de rotação recomendada é de 500 RPM.

**Ficheiro Torcido (Sybron Endo)**

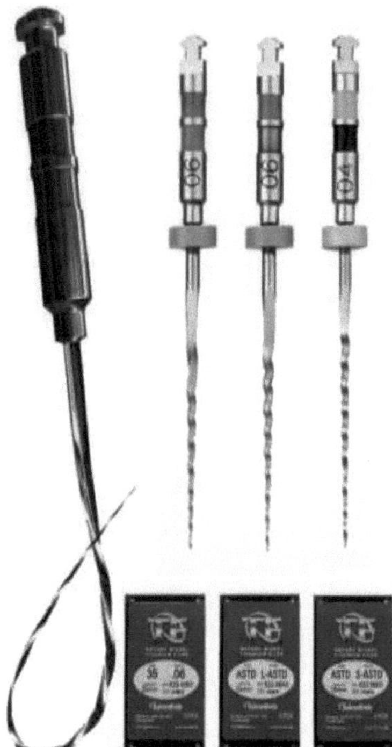

Fig.48 Ficheiros torcidos

**Secção transversal**: A secção transversal é de forma triangular, sem terras radiais para aumentar a eficiência do corte.
**Sugestão**: Não cortante
**Cone**: Disponível com cone fixo. 4%, 6%, 8%, 10% e 12%.
**Passo**: O passo é variável, o que reduz o efeito de enroscamento.
**Metalurgia**: Fabricado através da torção de uma peça bruta retificada em combinação com tratamento térmico.

**Waveone (Dentsply Tulsa Dental specialities)**

Cada sistema de ficheiros tem 3 ficheiros,
Pequeno 21/06, Médio 25/08, Grande 40/08
**Conicidade:** A lima pequena tem um cone fixo em todo o seu comprimento.
A lima primária e a grande têm um cone variável. A lima pequena 21/06 tem uma conicidade fixa de 6% na sua parte ativa. As limas WaveOne Primária 25/08 e Grande 40/08 têm cones fixos de 8% de D1-D3, enquanto que de D4-D16, têm um desenho cónico único de percentagem progressivamente decrescente.
**Secção transversal:** Os instrumentos são concebidos para trabalhar com uma ação de corte inversa com uma secção transversal triangular convexa modificada na extremidade da ponta e uma secção transversal triangular convexa na extremidade coronal.

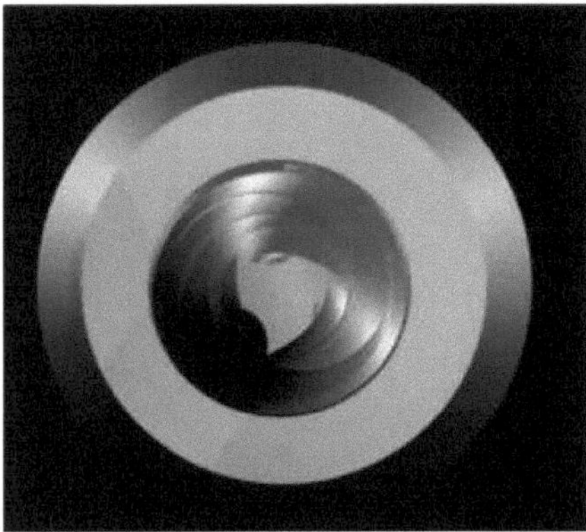

Fig.49: Secção transversal triangular convexa modificada na extremidade da ponta

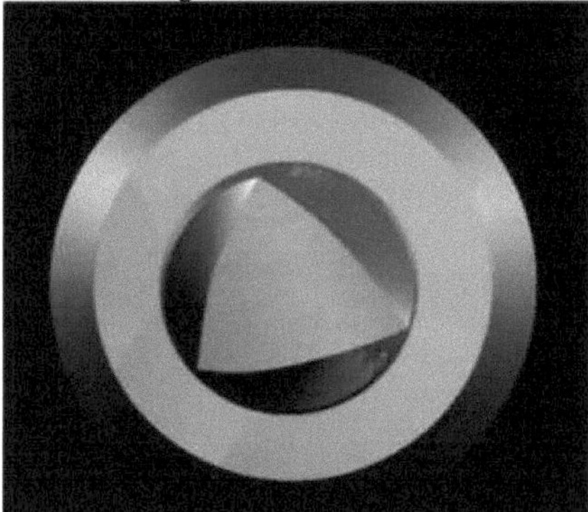

Fig.50: Secção transversal triangular convexa na extremidade coronal

**Desenho da flauta**: As flautas de passo variável ao longo do comprimento da melhoram consideravelmente a segurança, reduzindo o bombeamento em ação ao longo do comprimento do ficheiro[58].

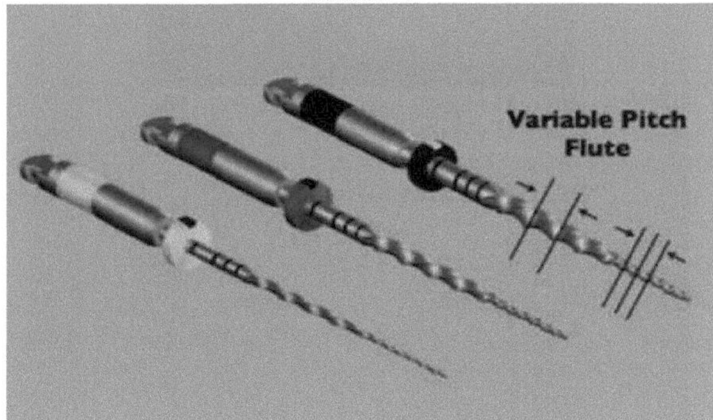


Fig.51: Desenho da flauta da Onda Um

**Reciproc (VDW)**

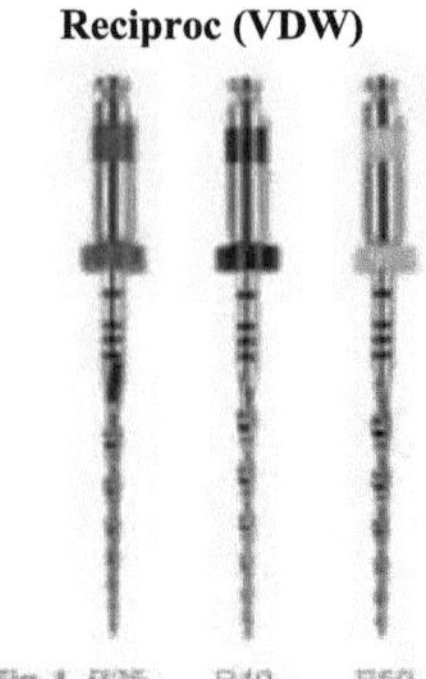


Fig.52: Reciproc (VDW)

O instrumento RECIPROC alterna entre a rotação no sentido dos ponteiros do relógio e no sentido contrário. O movimento recíproco alivia a tensão sobre o instrumento e, por conseguinte, reduz o risco de fadiga cíclica causada pela tensão e compressão. Ao mesmo tempo, a reciprocidade assegura que o instrumento permanece centrado no canal.

**Conicidade:** Um cone regressivo para uma preparação sem perda desnecessária de substância dentária.

**Metalurgia:** Os instrumentos Reciproc são produzidos com NiTi de fio M num processo inovador de tratamento térmico. Esta liga tem uma maior resistência à fadiga cíclica e uma maior flexibilidade do que o material NiTi comum.

**Design da flauta:** Design de flautas profundas com uma enorme capacidade de remoção de detritos do canal.

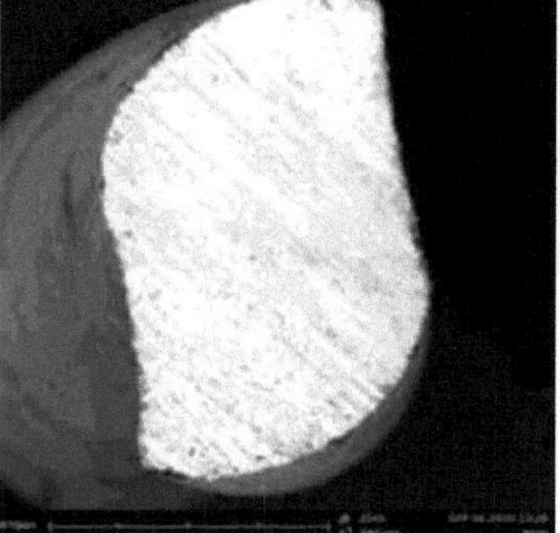

Fig. 53: Secção transversal do Reciproc

**Secção transversal:** A secção transversal flexível em forma de S com duas arestas de corte proporciona uma elevada capacidade de corte com fricção reduzida.

**Ficheiros Liberator (Miltex)**

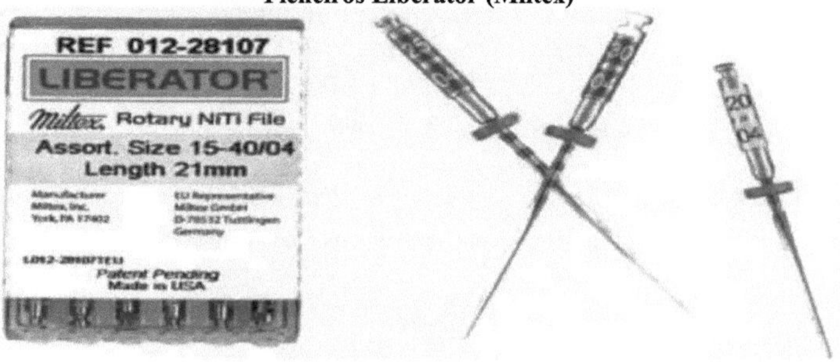

Fig. 54: Ficheiros Liberator

As limas incorporam um design único de lâmina reta e um processo de fabrico que elimina as tradicionais caneluras helicoidais encontradas em praticamente todas as limas endodônticas rotativas

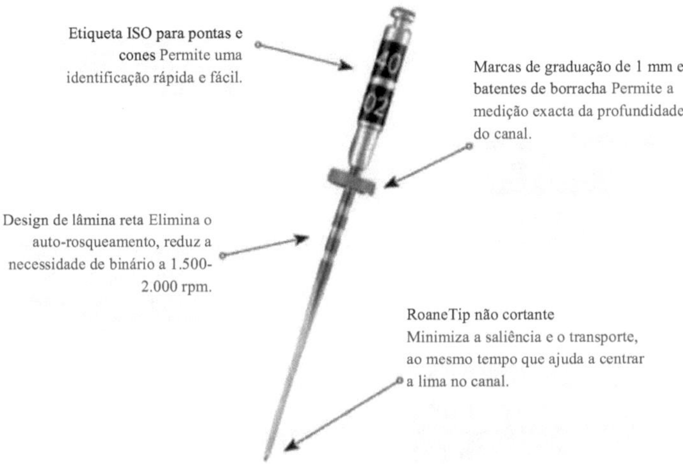


Fig.55: Caraterísticas de conceção dos ficheiros Liberator

**desenho da ponta:** O desenho da ponta Roane não cortante minimiza a saliência e o transporte, ajudando a manter a lima Liberator centrada no canal.

**desenho da flauta:** As limas Liberator são concebidas com lâminas rectas que não se auto-roscam, ao contrário das limas de canelura helicoidal. Como prova, um estudo controlado mediu a taxa de auto-enroscamento das limas Liberator em comparação com as limas rotativas da concorrência, como se mostra aqui.

**Secção transversal:** A secção transversal triangular e a ausência de terras radiais proporcionam arestas de corte afiadas e reduzem a exigência de binário nas limas Liberator.

**Velocidade de rotação:** Como as limas funcionam a RPM mais elevadas (1.000-2.000) em comparação com as limas convencionais (300-500), o binário é ainda mais reduzido, diminuindo assim a possibilidade de separação.

**ONESHAPE (Micro Méga, Besançon, França).**

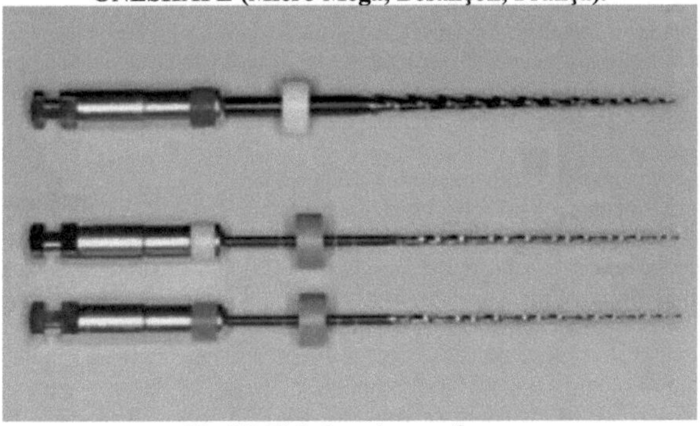

Fig.56: Ficheiros de uma forma

**Desenho da ponta:** A lima tem um tamanho de ponta de 25 e uma ponta de segurança não cortante.

**Conicidade**: O sistema One Shape tem um cone constante de 0,06 e é composto por um único instrumento.

**Velocidade de rotação:** A velocidade definida para a rotação recomendada de 400 rpm e o binário deve ser definido para 4 Ncm.

**Secção transversal**: A forma One é caracterizada por diferentes desenhos de secção transversal ao longo de todo o comprimento da peça de trabalho. Na região da ponta, a secção transversal representa três arestas de corte simétricas, enquanto no meio da peça de trabalho o desenho da secção transversal muda progressivamente de um desenho assimétrico de três arestas de corte para duas arestas de corte. Na parte coronal, a secção transversal em forma de S apresenta dois gumes de corte simétricos, assemelhando-se ao desenho da secção transversal dos instrumentos Reciproc. e F360.

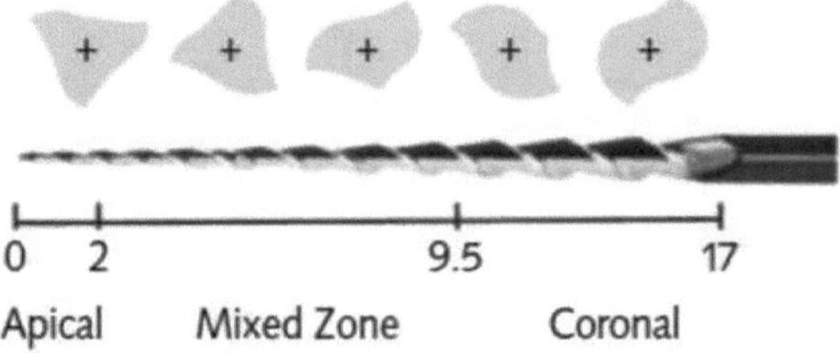


Fig.57: Desenhos da secção transversal de uma forma

**Altura**: Os instrumentos One Shape têm um comprimento de passo variável ao longo da parte central do comprimento de trabalho. Este design assimétrico é alegadamente para eliminar o enfiamento e a ligação do instrumento em rotação contínua.[60]

**PROTAPER NEXT (Dentsply Tulsa Dental)**

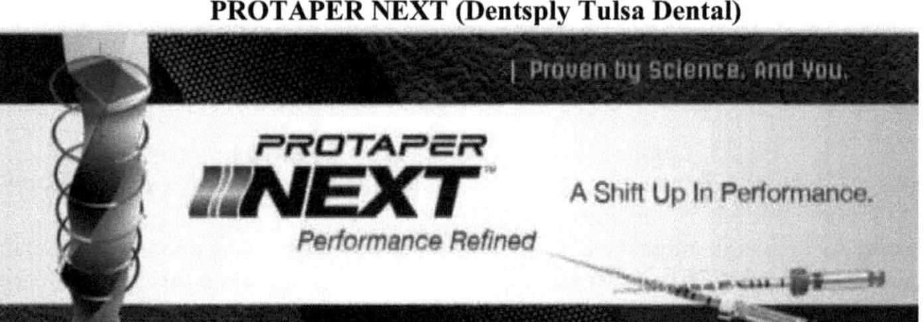


Fig.58: Protaper Next

Esta lima de 5ª geração vem com 3 caraterísticas de design significativas, incluindo cones de percentagem progressiva numa única lima, tecnologia M-wire e a 5ª geração de melhoria contínua, o design offset

**Conicidade:** As limas PTN X1 e X2 têm um desenho cónico de percentagem crescente e decrescente numa única lima; enquanto as limas PTN X3, X4 e X5 têm um desenho cónico fixo de D1-D3 e, em seguida, um desenho cónico de percentagem decrescente nas restantes partes activas.

A lima PTN X1 tem uma massa e um eixo de rotação centrados de D1 a D3, enquanto que de D4 a D16, a lima X1 tem uma massa de rotação deslocada. A partir de 4%, a lima X1 tem 10 cones de percentagem crescente de D1-D11; enquanto que, de D12-D16, existem cones de percentagem decrescente para aumentar a flexibilidade e conservar a dentina radicular durante os procedimentos de moldagem. Esta caraterística de design serve para minimizar o contacto entre a lima e a dentina, o que diminui o bloqueio perigoso do cone e o efeito de parafuso, ao mesmo tempo que aumenta a eficiência.

**Metalurgia:** A tónica é colocada no aquecimento e arrefecimento do NiTi tradicional, quer antes quer depois da maquinagem. O tratamento térmico serve para criar um ponto de transição de fase mais optimizado entre a martensite e a austenite. Deve ser apreciado que o melhor ponto de transição depende da secção transversal da lima. A investigação demonstrou que o M-wire, uma versão metalurgicamente melhorada do NiTi, reduz a fadiga cíclica em 400% quando se comparam limas com o mesmo diâmetro D0, secção transversal e conicidade.17 Este avanço de terceira geração é uma melhoria estratégica para a segurança clínica geral e o desempenho do sistema de limas rotativas PTN.

**Secção transversal**: A terceira caraterística de conceção da PTN está relacionada com a sua conceção de secção transversal deslocada. Existem 3 grandes vantagens quando uma lima em rotação contínua é concebida de modo a que a sua massa de rotação seja deslocada.

1. Um desenho deslocado gera uma onda mecânica de movimento ao longo da parte ativa de uma lima. Este efeito de oscilação serve para minimizar o contacto entre a lima e a dentina, em comparação com a ação de uma lima cónica fixa com uma massa de rotação centrada. A redução do contacto limita o bloqueio indesejável do cone, o efeito de parafuso e o binário de uma determinada lima

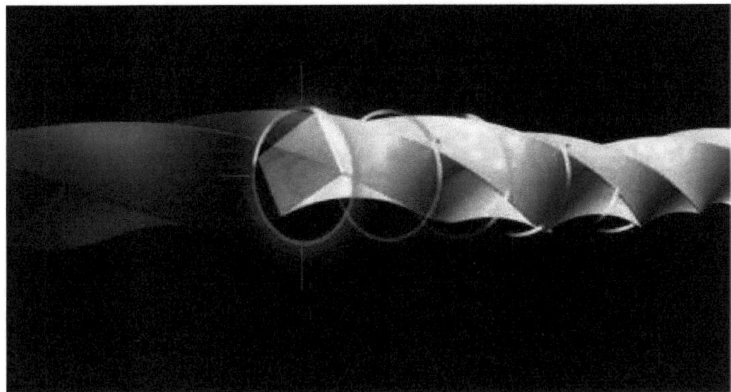

Fig.59: Construção em offset com movimento oscilante

2. Uma lima com um desenho deslocado proporciona mais espaço na secção transversal para um melhor corte, carregamento e remoção de detritos de um canal, em comparação com uma lima com uma massa e eixo de rotação centrados. Muitos instrumentos partem-se devido ao excesso de detritos intra-lâmina acumulados entre os canais de corte durante a parte ativa de uma lima. É importante salientar que um desenho de lima deslocado diminui a probabilidade de compactar lateralmente os detritos e bloquear a anatomia do sistema de canais radiculares.

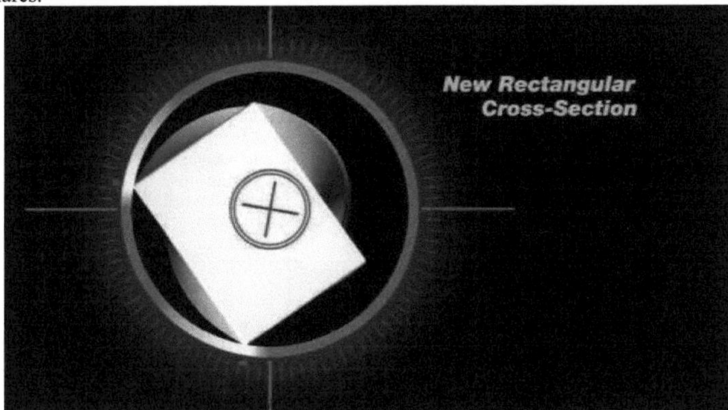


Fig.60: Secção transversal retangular do Protaper Next

Um ficheiro de modelação com uma massa de rotação deslocada irá gerar uma onda mecânica de movimento análoga à oscilação observada ao longo de uma onda sinusoidal. Como resultado deste desenho, qualquer lima PTN pode cortar um envelope de movimento maior em comparação com uma lima de tamanho semelhante com uma massa e um eixo de rotação simétricos. A vantagem clínica deste facto é que uma lima PTN de tamanho mais pequeno e mais flexível pode cortar uma preparação do mesmo tamanho que uma lima maior e mais rígida com uma massa e um eixo de rotação centrados.[53]

| **Sistema de instrumentos** | **Desenho transversal** | **Desenho da ponta** | **Cónico** | **Outras caraterísticas** |
|---|---|---|---|---|

| | | | | |
|---|---|---|---|---|
| ProFile (Dentsply Maillefer) | 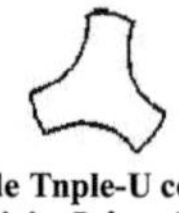 Forma de Tnple-U com terras radiais. O ângulo de inclinação neutro planeia as paredes da dentina. | Não cortante | Cone fixo. 2%, 4% e 6%. | Ângulo de hélice de 20 graus e passo constante. |
| Ficheiros GT (Dentsply Maillefer) | 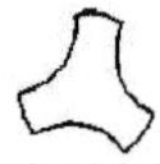 Forma de triplo U com patamares radiais. | Não cortante | Cone fixo. 4%, 6%, 8%, 10% e 12%. | Os ficheiros têm uma parte de corte curto. Passo variável. |
| Série GT X | Terras de largura variável [as terras na ponta e na região da haste da lima são mais estreitas do que as terras a meio da lima) | | Não há afunilamento de 10% ou 12%. | Diminuição do ângulo helicoidal, aumento do passo. O tratamento térmico tem como objetivo melhorar a resistência à fadiga cíclica. |
| LigntSpeed Instruments (Lightspeed, San Antonio IX) | 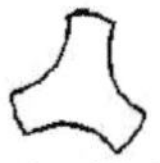 Forma de triplo U com patamares radiais. | Não cortante | Uma sequência específica de instrumentos produz uma forma cónica. | Eixo fino e flexível não cortante e cabeça de corte curta. |
| ProToper (Dentsply Maillefer) | 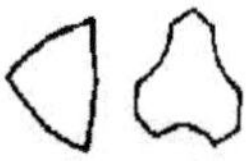 Forma tnangular convexa, arestas de corte afiadas, sem ranhuras radiais. As limas F3, F4 e F5 têm ranhuras em U para maior flexibilidade. | Corte de Nan | Conicidade variável ao longo do comprimento de cada instrumento. | Ângulo de inclinação e de hélice equilibrado para evitar que os instrumentos se enrosquem no canal. |
| HERO 642 (MicroMega) | 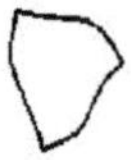 Forma triangular com ângulo de inclinação positivo para eficiência de corte. Não há terras radiais. | Corte de Nan | Cone fixo. 2%, 4% e 6%. | Passo variável. As limas têm uma parte de corte curta (12-16 mm). |
| K3 (Sybron Endo) | 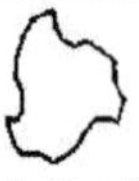 Ângulo de inclinação positivo para uma maior eficácia de corte, três patins radiais e alívio periférico da lâmina para reduzir o atrito. | Corte de Nan | Cone fixo. 2%, 4% e 6%. | Passo variável e diâmetro de núcleo variável. |

| | | | | |
|---|---|---|---|---|
| FlexMaster (VDW, Munique, Alemanha) | 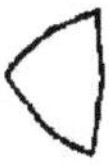 Forma triangular convexa, com arestas de corte afiadas e sem terras radiais. | Corte de Nan | Cone fixo. 2%, 4% e 6%. O 'Intro file' tem um cone de 1136. | Ângulos helicoidais individuais para cada tamanho de instrumento para reduzir o efeito de aparafusamento. |

| | | | | |
|---|---|---|---|---|
| RaCe (FKG, LaChaux De Fonds, Suíça) Endowave [J.Morita] | 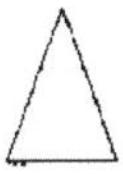 Forma triangular (exceto RaCe 15/0.02 e 20/0.02, que têm uma forma quadrada), dois gumes alternados, sem terras radiais. | Corte de Mon | Cone fixo. 2%, 4%, 6%, 8% e 10%. | Arestas de corte alternadas ao longo do comprimento da lima devido à alternância de segmentos torcidos e não torcidos (RaCe), ou um desenho de onda contínua (Endowave). Destina-se a reduzir o efeito de aparafusamento. |
| Quarteto SC, LX (Sybron Endo) | 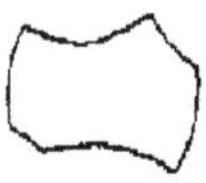 Design em forma de S com flauta helicoidal dupla, ângulo de inclinação positivo e duas terras radiais largas. | Cortante (SC). Não cortante | Cone fixo. 2%, 3%, 4%, 5%, 6%, 8%, 10% e 12%. | O espaço da flauta torna-se progressivamente maior a nível distal à lâmina de corte. |
| Mtwo (Suécia e Martina, Pádua, Itália) | 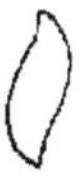 Conceção em forma de S com duas arestas de corte, sem terras radiais. Largura mínima do núcleo para melhorar a flexibilidade. | Não cortante | Cone fixo, 4%, 5%, 6% e 7% | Pilha variável. Ângulo helicoidal acentuado concebido para reduzir o efeito de aparafusamento |
| Ficheiro Torcido (Sybron Endo) | 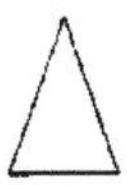 Forma triangular, sem terras radiais. | Não cortante | Cone fixo. 4%, 6%, 8%, 10% e 12%. | Passo variável. Fabricado através da torção de uma peça bruta retificada em combinação com tratamento térmico, tem como objetivo aumentar a supenelasticidade e a resistência à fadiga cíclica. |

| HyflexCM (Coletene Whaledent) | Design Hedstrom com canelura dupla | Não cortante | Taper fixo 4%, 6% e 8% | **Limas de memória controlada fabricadas através da combinação de tratamento de liga e torção. Aumenta a resistência à fadiga cíclica** |
|---|---|---|---|---|
| WoveOne (Maillefer Dentsply) | **Convexo Triangular** | Não cortante | **Cone fixo ¿%, 8%,** | **Movimento alternativo Conceito de lima única** |

Tabela 4: Comparação de vários instrumentos rotativos com diferentes caraterísticas de conceção.

**Avaliação do desempenho clínico de sistemas rotativos de NiTi (estudos clínicos)**

É necessário considerar vários parâmetros ao avaliar o desempenho clínico dos sistemas rotativos de NiTi. Os requisitos importantes para os instrumentos de canal radicular são a capacidade de moldagem e limpeza, a segurança e o tempo de preparação.

**Hattab RB 2013** [46] comparou in-vitro a capacidade de moldagem de três instrumentos rotativos diferentes de níquel-titânio: GTX- GT® Series X (Dentsply, Alemanha) e TF-Twisted Files (SybronEndo, EUA). Concluiu-se que todos os instrumentos rotativos de NiTi mantiveram o comprimento de trabalho e prepararam um canal radicular bem formado. O GTX apresentou a maior eficiência de corte. O TF preparou os canais mais rapidamente do que os outros dois sistemas. A maior capacidade dos instrumentos TF para moldar o canal pode ser atribuída ao novo método de fabrico da tecnologia R-Phase, que os torna mais flexíveis do que os outros instrumentos de NiTi fabricados por processo de trituração.

**Sureshchandra B 2013** [44] comparou in-vitro a eficácia da limpeza da preparação do espaço pulpar ao microscópio eletrónico de varrimento (SEM) utilizando quatro sistemas de instrumentação rotativa NiTi diferentes - Quantec SC, K3 Endo, RaCe e HERO 642. Nas condições do estudo, a melhor eficácia de limpeza do canal foi alcançada pelo RaCe, seguido pelo HERO 642, K3 Endo e Quantec SC, o que pode ser atribuído às duas arestas de corte diferentes numa lima. A primeira aresta de corte alterna com a segunda que foi colocada num ângulo diferente. Utilização da eficácia de corte das arestas de corte afiadas, uma vez que os detritos de dentina podem ser observados em grandes quantidades e podem ser rapidamente transportados para fora do canal.

**Cecchin D 20139**, avaliou a eficiência de corte dos instrumentos rotativos de níquel-titânio (NiTi) K3, NiTi Tee, Profile e Quantec com tamanho de cone 04/25 e concluiu que os instrumentos K3, NiTi Tee e Profile apresentaram uma maior eficiência de corte do que os instrumentos Quantec.

A maior capacidade de corte dos instrumentos K3, em comparação com os Quantec, deve-se possivelmente ao desenho único da secção transversal da K3, que tem um ângulo de inclinação positivo para uma maior eficiência de corte e amplas terras radiais e alívio na extremidade posterior da lâmina, para reduzir a fricção. Assim, os instrumentos K3 apresentam uma excelente capacidade de corte, uma vez que os detritos resultantes da sua ação de corte são facilmente deslocados da área de trabalho e removidos pelo ângulo helicoidal único desta lima.

A boa capacidade de corte dos instrumentos Profile pode ser atribuída ao design transversal em forma de U, com terras radiais e núcleo central paralelo. Com um ângulo de inclinação neutro e negativo, esta configuração permite uma ação de alargamento e remoção de dentina em vez de corte. Assim, os detritos são transportados até à porção coronal e efetivamente removidos dos canais radiculares.

**Sadeghi S 2011**[36] comparou a capacidade de moldagem do NiTi rotary Mtwo e FlexMaster com a K-Flexofile manual de aço inoxidável em canais radiculares curvos simulados. Nos pontos apicais da curvatura (1, 3 mm), não houve diferença significativa entre os três sistemas. No ponto a 5 mm do ápice, a K-Flexofile permaneceu melhor centrada, enquanto nos pontos coronais (7, 9 mm) os sistemas rotativos NiTi obtiveram melhor

geometria do canal.
A K-Flexofile manual de aço inoxidável manteve-se melhor centrada a este nível do que os instrumentos rotativos. Este facto pode dever-se à preparação do canal radicular com instrumentos de maior conicidade, porque são mais rígidos em comparação com os de conicidade ISO.
**Paque et al.**[27] relataram que a pressão exercida sobre os instrumentos nos sistemas oscilatórios, juntamente com a capacidade de corte das limas de aço inoxidável, pode resultar em remoção excessiva de dentina em áreas críticas. A técnica rotatória teve um melhor desempenho em relação à segurança para o preparo de áreas críticas. Isso pode estar relacionado ao formato das limas ProTaper, que possuem uma secção transversal triangular convexa com um ângulo levemente negativo e uma ponta de segurança parcialmente ativa que confere maior capacidade de corte de dentina com maior segurança a esses instrumentos.
**Arora A 2014**[45] comparou o transporte do canal, a capacidade de centragem do canal e o tempo necessário para a preparação de canais radiculares curvos após a instrumentação com limas ProFile GT Series X (GTX), limas Revo-S, limas torcidas e limas Mtwo, utilizando a tomografia computorizada de feixe cónico (CBCT).
O sistema de limas Twisted resultou numa capacidade de moldagem superior em canais curvos, com os instrumentos a permanecerem mais centrados e a produzirem menos transporte do canal do que os sistemas de limas GTX, Revo-S e Mtwo, o que pode ser atribuído ao novo método de fabrico do TF, que resulta em temperaturas de transformação de fase mais elevadas e numa maior flexibilidade do TF, em comparação com os outros instrumentos de NiTi fabricados por moagem.
A TF registou um tempo de preparação mínimo em relação à GTX, RS e Mtwo. O tempo de preparação significativamente menor na TF, em comparação com a RS, a GTX e a Mtwo, pode dever-se ao menor número de limas e à elevada velocidade de rotação utilizada durante a instrumentação. No entanto, não se registou uma diferença significativa no tempo médio de preparação da GTX, RS e Mtwo.
**Miglani R**[61] comparou os efeitos de moldagem de três instrumentos rotativos de níquel-titânio: Profile, RaCe e ProTaper, com ênfase no transporte do canal e no rácio de centralização. Os resultados sugeriram que o Profile,
Os instrumentos rotativos RaCe e ProTaper são comparáveis entre si no que diz respeito ao transporte e à relação de centragem. O ProTaper removeu mais volumes de dentina e pode ser mais eficaz na modelação de canais estreitos do que de canais mais largos e imaturos.
A alteração média no volume foi maior nos dentes instrumentados com ProTaper. A maior quantidade de remoção de dentina no grupo ProTaper pode dever-se às conicidades variáveis ao longo da superfície de corte destas limas, em combinação com as arestas de corte afiadas devido ao seu desenho transversal e à conicidade aumentada das limas de moldagem ProTaper até 19%, enquanto os instrumentos RaCe e Profile só estão disponíveis com conicidades máximas de 10% e 8%, respetivamente.
**Saeed R 2008**[22] comparou a eficácia de limpeza das limas manuais K-Flexofiles e dos instrumentos rotativos RaCe e K3 na preparação do canal radicular e concluiu que o grupo das limas K-Flexofiles tinha menos resíduos remanescentes quando comparado com os instrumentos K3 e RaCe. Uma das razões que pode explicar o facto de as limas K-Flexofiles manuais apresentarem uma menor quantidade de resíduos e de smear layer do que os instrumentos rotativos RaCe e K3 é a maior rigidez das limas K Flexofiles; a maior força exercida contra a parede do canal radicular pode resultar numa limpeza mais eficiente. Em contraste, os instrumentos NiTi utilizados apenas num movimento rotativo e sem pressão lingual e bucal tendem a remover apenas parcialmente a estrutura dentária.

# CONCLUSÃO

A introdução do Ni-Ti na medicina dentária marcou o fim da era do aço inoxidável. Atualmente, com a crescente utilização de instrumentos de Ni-Ti, os objectivos mecânicos da preparação do canal radicular são virtualmente alcançáveis.

A super elasticidade da liga de Ni-Ti permite uma preparação do canal mais centrada com menos transporte e uma menor incidência de aberrações no canal.

A escolha dos instrumentos rotativos de Ni-Ti depende das condições de trabalho, como a posição do dente na arcada, o número de raízes e canais radiculares, o tamanho do espaço pulpar, o grau e o nível de curvatura do canal radicular e o conhecimento profundo das suas caraterísticas de conceção.

Ainda é muito difícil obter resultados endodônticos de excelência e consistentes. No entanto, com o conhecimento da conceção de instrumentos de nova geração e utilizando a combinação de instrumentos manuais convencionais com instrumentos rotativos de Ni-Ti, é possível obter resultados muito melhores e mais rápidos do que no passado.

Ao treinar a prática e a paciência, o clínico pode expandir as suas capacidades juntamente com estes avanços tecnológicos para efetuar o tratamento endodôntico com maior sucesso.

# REFRÊNCIAS


Mann V, Rahbaran S, Lewsey J, Gulabivala K. Resultado do tratamento primário do canal radicular: revisão sistemática da literaturaParte 2. Influência de factores clínicos. Int Endod J 2008;41:6-31

Young GR, Parashos PH, Messer H. Os princípios de técnicas de limpeza dos canais radiculares. Aus Dent J 2007;52:52-63

Siqueira JF, Uzeda MD, Fonseca MEF. Um exame de electrões de varrimento avaliação microscópica da penetração in vitro nos túbulos dentinários por bactérias anaeróbias selecionadas, J Endod 1996;2:308-10

Schilder H. Limpeza e modelação do canal radicular. Dent Clin North Am 1974;18: 269-96.

Eleazer PD. Ausência de corrosão de instrumentos de aço inoxidável in vivo por microscópio eletrónico de varrimento e análise de microssonda. J Endod 1971;17:346-9

sanghvi Z, mistry K. Caraterísticas de design de instrumentos rotativos em endodontia: The Journal of Ahmedabad Dental College and Hospital 2011; 2(1)

Nicola M, Plotino GG. Sistemas endodônticos modernos de NiTi: caraterísticas morfológicas e técnicas parte I: Endod Therapy;5:1

Buchanan LS. A preparação do canal radicular com cone padronizado - Parte 1. Conceitos para instrumentos de modelação de conicidade variável. Int Endod J, 2000;33:516-29.

Cecchin D, Sousa NMD, Pecora JD, Silva RG. Eficiência de corte de quatro diferentes instrumentos rotatórios de Níquel Titânio. J Conserv Dent 2014;14:117-9.

Ruddle CJ. Finalizando o terço apical: Endodontia considerações. Dent hoje 2001:1-9

Diemer F. Effect of pitch length on the behavior of rotary triple helix root canal instruments J. Endod.2004;30(10):716-18

Foschi F, Nucci C, Montebugnoli L, Marchionni S, Breschi L, Malagnino VA, Prati C. Avaliação SEM da dentina da parede do canal após a utilização de instrumentos rotativos Mtwo e ProTaper NiTi. Int Endod J.2004;37:832-9.

Veltri M, Mollo A, Mantovani L. Um estudo comparativo dos instrumentos Endo flare-Heroshaper e M-two NiTi na preparação de canais curvos, Int Endod J 2005;38:610-16.

Buchanan S. ProSystem GT: desenho, técnica e vantagens. Tópicos de Endodontia 2005;10:168-175

Lost C. Diretrizes de qualidade para o tratamento endodôntico: relatório de consenso da Sociedade Europeia de Endodontologia. Int Endod J 2006;39: 921-30.

Dhanyakumar NM, Shivanna V, Garg S. Avaliação SEM da formação de smear layer após a utilização de três instrumentos rotativos diferentes de níquel titânio - Endowave, K3 e Protaper - Um estudo invitro. Endodontology 2010;22(1):29-38.

Seung-Hei Oh, Jeong-Kil Park, Bock Hur, Hyeon-Cheol Kim. Comparação do efeito de aparafusamento de três sistemas de limas NiTi utilizados por estudantes universitários J Kor Acad Cons Dent 2006;31(6):477-84.

John T. Lask, Mary P. Walker, James C. Kulild, Kevin P. Cunningham, Peter A. Shull. Variabilidade do diâmetro e conicidade das limas rotativas de níquel-titânio de tamanho #30, 0,04, limas rotativas de níquel-titânio. J Endod 2006;32:1171-3.

G. B. Yang, X. D. Zhou, Y. L. Zheng, H. Zhang, Y. Shu & H. K. Wu Capacidade de moldagem de instrumentos de conicidade progressiva versus constante em canais radiculares curvos de dentes extraídos. Int Endod J 2007;40:707-14.

J. Vaudt, K. Bitter, K. Neumann, AM Kielbassa Estudo ex vivo sobre a instrumentação do canal radicular de dois sistemas rotativos de níquel-titânio em comparação com instrumentos manuais de aço inoxidável. Int Endod J.2009;42:22-33.

Zand V, Bidar M, Ghaziani P, Rahimi S, Shahi S. Uma investigação comparativa SEM da camada de esfregaço após a preparação de canais radiculares utilizando instrumentos rotativos e manuais de níquel-titânio. J. Oral Sci.2007;49:47-52.

Rahimi S. Uma investigação comparativa ao microscópio eletrónico de varrimento da limpeza dos canais radiculares utilizando mão K-Flexofiles, instrumentos rotativos RaCe e K3. Iranian Endod J 2008;3:123-8.

Elayouti A, Chu. Eficácia de instrumentos rotatórios com maior conicidade na preparação de

canais radiculares ovais Int Endod J.2008;41, 1088-92.
Maghraby D, Fawzy M, Deen ME. Um estudo comparativo da deformação e da fratura de dois Nikel Titanium rotativo
Instrumentos após utilização clínica simulada (In vitro) C.D.J. 2009;25(3):367-74.
Torres DU, Rodriguez MPG, Luque CMF. Capacidade de moldagem dos sistemas rotatórios Mtwo e Twisted File em canais radiculares curvos. J Clin Exp Dent. 2012;4:275-80.
Kim HC, Lee MH, Yum J, Versluis A, Lee CJ, Kim BN. Relação potencial entre o desenho dos instrumentos rotatórios de níquel-titânio e a fratura vertical da raiz. J Endod 2010;36:1195-99.
Peters OA, Paque,F Desenvolvimentos actuais na tecnologia e utilização clínica de instrumentos rotativos para canais radiculares: Uma revisão. Quintessence Int 2010;41:479-88.
Bhatti N, Sroa R, Sikri VK Avaliação da preparação da superfície e da manutenção da curvatura do canal após a instrumentação com a lima manual 'K' e três sistemas rotativos diferentes de Ni-Ti: Um estudo radiográfico e de MEV. Contemp Clin Dent 2010;1(2):88- 93.
Kim HC, Yum J, Hur B, Cheung GSP. Fadiga cíclica e caraterísticas de fratura de limas rotativas de níquel-titânio retificadas e torcidas. J Endod 2010;36:147-52.
Larsen CM, Watanabe I, Glickman GN, He J. Análise de fadiga cíclica de uma nova geração de instrumentos rotativos de níquel-titânio. J Endod 2009;35(3):401-3.
Hartmann MSM, Fontanella VRC, Vanni JR, Fornari VJ, Barletta FB. Avaliação tomográfica do transporte apical do canal associado a limas manuais de aço inoxidável, técnica oscilatória e sistema rotatório Protaper. Braz Dent J 2011;22:288-93.
Sanghvi Z, Mistry K. Caraterísticas de design de instrumentos rotativos em endodontia. Jornal da Faculdade de Medicina Dentária e Hospital de Ahmedabad 2011;2(1):6-11.
Vieira VTL, Elias CN, Lopes HP, Moreira EJL, Souza LC. Um instrumento rotatório de NiTi fabricado por torção: morfologia e propriedades mecânicas. Dental Press Endod. 2011;1(1):21-7.
Moraes SH, Gonçalves M, Filho MT, Filho IB. Capacidade de corte dos sistemas rotatórios de níquel-titânio ProTaper, Mtwo e K3. RSBO 2012;9(2):177-82.
Adiguzel O. Uma revisão da literatura sobre limas de auto-ajuste. Int Dent Res 2011;1:18-25.
Sadeghi S. Shaping ability of NiTi rotary versus stainless steel hand instruments in simulated curved canals Med Oral Patol Oral Cir Bucal. 2011;16(3):454-8.
Dietrich MA, Kirkpatrick TC, Yaccino JM. Remoção in vitro de detritos do canal e do istmo com a lima auto-ajustável K3 e
Limas WaveOne na raiz mesial de molares inferiores humanos. J Endod. 2012;38(8):1140-4.
Uroz-Torres D, Gonzalez-Rodriguez MP, Ferrer-Luque CM. Capacidade de moldagem dos sistemas rotatórios Mtwo e Twisted File em canais radiculares curvos. J Clin Exp Dent. 2012;4(5):275-80.
Yoldas O, Yilmaz S, Atakan G, Kuden C, Kasan Z. Formação de microfissuras dentárias durante as preparações do canal radicular com diferentes instrumentos rotativos niti e a lima auto-ajustável. J Endod 2012;38:232-5.
Medha A, Patil S, Hoshing U, Bandekar S. Avaliação das forças geradas em três sistemas de limas rotativas diferentes no terço apical do canal radicular utilizando a análise de elementos finitos. J Clin Diagn Res 2014 Jan 9;8(1):243-6.
Kakar S, Dhingra A, Sharma H. Potencial de modelação da lima manual NiTi K e do Rotary ProTaper e análise do resultado final dos canais modelados utilizando a TC. J Contemp Dent Pract 2013;14(3):451-5.
Ruddle CJ, Machtou P, West JD. O movimento de formação da tecnologia de 5ª geração Dent hoje 2013:1-8.
Love RM, Masi OV. Capacidade de moldagem dos instrumentos Twisted File, HERO Shaper e Profile .06 Ni-Ti em canais radiculares curvos simulados. 2013;3(3):1-4.
Amrita, Sureshchandra B. A comparison of four nickel titanium rotary systems, quantec series, k3 endo, race and hero 642 for canal cleaning ability - An in vitro study Endodontology 2013;25(2):55-69.
Arora A, Taneja S, Kumar M. Avaliação comparativa da capacidade de moldagem de diferentes instrumentos rotativos de NiTi em canais curvos utilizando CBCT. J Conserv Dent 2014;17:35-39.

Hattab RB, Prohl AK, Lang H, Pahncke D. Comparação da capacidade de moldagem dos sistemas rotativos de níquel-titânio GT Series X, Twisted Files e AlphaKite em canais simulados. BMC Oral Health 2013;13:1-6.
Ferreira **MM**, Rebelo D, Caramelo F, Carrilho E, Loureiro M. Avaliação in vitro do desgaste e transporte do canal com instrumentos reciprocantes: Reciproc vs limas WaveOne. rev port estomatol med dent cir maxilofac. 2013;54(3):117-23.
Chng HK, Chen NN. Diretrizes para o tratamento dos canais radiculares Singapore Dent J 2004;26(1):60-2.
Hulsmann M, Peters AO. Preparação mecânica dos canais radiculares: objectivos, técnicas e meios de modelação. Endod Topics 2005;10:30-76
Schilder H. Limpeza e modelação do canal radicular. Dent Clin North Am 1974;18: 269-96.
Baumann A. Níquel-titânio: opções e desafios Dent Clin N Am 2004;48:55-67.
Koch K, Brave D. Caraterísticas de conceção das limas rotativas e como estas afectam o desempenho clínico. Saúde Oral 2002;2(1):39-49.
Ruddle C J. The Protaper advantage: shaping the future of endodontia. Dent today 2001:1-9.
Gopi Krishna V. Instrumentos rotativos de níquel titânio: fazer a escolha certa. Famdent practical dentistry handbook 2010;10(3):1- 6.
Bergmans L, Cleynenbreugel J V. Preparação mecânica do canal radicular com instrumentos rotativos de NiTi: Fundamentação, desempenho e segurança. *Am J Dent* 2001;14:324-33.
Schafer E, Tepel J. Relação entre as caraterísticas de desenho dos instrumentos endodônticos e as suas propriedades. Parte III. Resistência à flexão e à fratura. J Endod 2001;27:299-303.
Lloyd A. Instrumentação do canal radicular com instrumentos ProFilet. Endod Topics 2005;10:151-4.
Webber J. O sistema alternativo de fileira única WaveOne. Roots 2011;1:28-33.
Gregori M. Simplifying endodontics With EndoSequence rotary instrumentation. c d a J. 2007;35(9):625-28.
Gernhardt R. One Shape - um sistema de lima única de NiTi para instrumentação do canal radicular utilizado em rotação contínua. ENDO (Lond Engl) 2013;7(3):211-16.
Miglani R, Nrayana LN, Rao CVN. Análise por TC do rácio de transporte e centralização utilizando três limas rotativas de NiTi em canais radiculares curvos. Um estudo in vitro. Endodontology 2007;19(2):18-24.

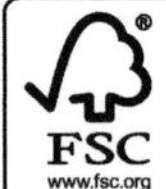


MIX
Papier aus verantwortungsvollen Quellen
Paper from responsible sources
FSC® C105338

Printed by Books on Demand GmbH, Norderstedt / Germany